マクロビオティックの世界観 巻1

桜沢如一先生が21世紀に残したもの

斎藤武次 著

あうん社

マクロビオティックの世界観

巻1

はしがき

この本は自分の体や心の健康、不健康にかかわらず、大切な命のモトである食べ物について一度改めて真剣に考えてみたいという人のために、さらには僭越ながら国民の医療関係に携わる人たち、教育者、そして国の経済を支え、政治をつかさどる人たちにも、一時の時間を割いて、過去にどんな人たちが時には身の危険さえ顧みず自らの身体を実験台にして、日本人だけでなく世界人類の健康と平和を願い、食べ物と生命についていかに研究、実践、そしてその啓蒙運動を展開して来たかという歴史の真実を知って頂きたく、日本に於ける代表的三人の人物を取り上げ、その概略を述べたものです。

とくに三人目の人物として取り上げた桜沢如一先生（以下、本文では敬称を略させて頂きます）には、ほんの僅かな期間でしたが、筆者は直接その声に触れるという幸運に恵まれました。

また私が十九歳のとき、憧れて入所した先生主宰の東京、西原時代の「ＭＩ（メイゾン・イグノラムス＝愚か者の家）塾」での生活は、研究生諸先輩に交じっての刺激的なものでした。とりわけインド滞在中の先生から、八度余りの直々の通信指導は、十九歳の私にとって生涯にわたり強烈な印象、いや、絶対に忘れられない感動を与えられる経験となりました。

　したがって八十歳を超えた私がこうしてペンを握るという行為をするのも、いかに桜沢先生の生き方に魅了されて来たかという証明でもありましょう。もちろんこれは私個人の興味と、桜沢先生への単なる賛美といった軽い問題ではありません。

　桜沢先生の目指したものが日本のみならず世界へ向かっての、正しく人類の「自由と平和と幸福な社会の実現」という壮大なネライにあり、その命がけの行動への認識が、私の体と心の中で年を追うごとに強烈に高まって来たという結果に外なりません。

　そして、その理想社会の実現のために、国内外に於いて四、五十年にわたって実践、提示して来た先生の新しい世界観による処方箋（無双原理による生物学的・生理学的人間革命の具体的提案）こそが、地球上のあらゆる国に、社会に有効であるという確信が、私の心と身体に満ち溢れ、先生の足跡をペンに託し、その想いを叫ばざるを得なくなったと言うのが、今の私の率直な心情であります。

　したがって桜沢先生にまつわる叙述と引用が、この本の七割近くになってしまったのも、その先生の世界を股にかけた行動範囲の広さ、またほぼ毎日のように五十年以上も書き綴った三百冊を超える著作と翻訳、雑誌「コンパ」や「サーナ」、そして「世界政府」新聞、冊子「ムスビ」への掲載文、他に数知れない書評、映画へのコメント、四〇〇〇通にのぼる著作を含む通信文等、さらには仏文、英文、ドイツ語による海外での数十冊の著作、加えて海外向けインターナショナルな雑誌での呼びかけ、また世界の医者、知識人（一〇〇名以上）たちへの「公開状」など膨大な記録があり、必然的に桜沢ワールドへの頁をさく割合が大きくなったのは致し方のない事でした。読者の皆さんにも、それは了承して頂けるものと思います。

　さて、この本を手に取ってくれたあなたは、これまでの常識にとらわれず「食べ物を通してモノを観る」というこのシンプルな、実生活と結びついた、しかも確たる哲学的な論理を展開したこれら三人の主張、とくに桜沢先生の実用弁証法とも呼ばれる無双原理・易の世界観に触れて、これまでに経験したことのない、いわば知らなかった（実は忘れていた本能の回復に）明るい一つの展望の道を、果たして見出すことができるでしょうか。

　ただし、それは頭だけの知的な理解だけでは駄目で、少なくとも十日間から一か月間は先人が提示した基本的な食生活の実践が伴わなければ、その世界観（モノの観方）の真実性を体感することはできません。

　今日、八十、九十歳と言われる長寿時代、長い人生の中での一瞬、本当に人生が変わるかもしれない手応えのある実験を、他人まかせのエビデンスに頼るだけでなく、まず、あなた自身がやってみませんか？

それは取りも直さず、ひとり一人の健康が日本の毎年一兆円余も増え続ける社会福祉予算の削減に役立ち、無理なくエンゲル係数を抑えて健全な国造りに役立つ行為だからです。引いては、それがあなたの地域の村おこし、街づくり、そして国造りの礎ともなり、平和な世界の建設への第一歩ともなり得るからです。

この小論が、そのきっかけの一つになることを、筆者は切に願っています。

そして、桜沢先生がひたすら七十四年の生涯をかけて願った平和な楽しいエレホン（＝モニコド）への道は、究極のコトバ「遊ばざる者は食うべからず」の意味であったことを、きっとあなたもいつか悟ることでしょう。

なお、古い本や雑誌からの引用文において、今日の観点から見ると不適切な表現（言葉）については、現代表記に改めていることをお断りしておきます。

二〇二〇年　一月一日

斎藤　武次

もくじ

はしがき

第一章　石塚左玄と「食養」……13
病をかかえての出発　15
軍医を退役後、「反対医者」として活躍　17
『化学的食養長寿論』の要旨　20
左玄の偉大な功績　24
左玄、荒馬を乗りこなす　26
巻1・第一章　参考資料　28

第二章　西端学と「身土不二」……31
その後の「食養会」の動きと国内外の社会情勢　33

国立栄養研究所の設立　35
仏典と地球環境の考察から「身土不二」　38
巻1・第二章　参考資料　42

第三章　桜沢如一と「マクロビオティックの世界観」……43
「食養」への目覚め　45
閑話休題1　桜沢世津子の肖像　49
「食養会」本部での活動と著作　50
食養普及活動に邁進　52
『日本精神の生理学』の反響　55
全国各地での食養研究会と講演　58
亡びゆくアイヌ民族についての考察　60
巻1・第三章　参考資料　63

第四章　西洋文明への挑戦――東洋医学実践の試み……65
日本脱出――パリでのドン底生活　67
東洋医学の効用と役割　70
東洋と西洋は別世界――比較文化論　72

「異郷に戦う」――巴里在住・桜沢からの手紙　79
「東洋医学の世界的使命」について　82
巻1・第四章　参考資料　84

第五章　桜沢、年に一度の帰朝……85

昭和初期の国内外の情勢　86
桜沢と食養会の動向　88
「食養会改造私案」　89
人類幸福の根本は正食正養にあり　93
神医たらずとも良医たれ　95
巻1・第五章　参考資料　98

第六章　新体制による「食養会」の再建……99

桜沢を支えた食養の同志たち　101
空の虱（プー）のこと　104
新体制の顔ぶれと食養雑誌の記事　105
■「旅行通信」第一信　106
■京城並びに平壌食養講習会　108

■台湾通信――台湾食養会の活況 110
■食養普及は「社会運動」と位置付けられた 111
■京都の講習を傍聴して 114
■「食養世間話」 115
■「近眼の国」――夢物語 118
「むすび」を発刊 121
巻1・第六章 参考資料 124
第七章 「食養会よ！ さようなら」 …… 125
日中戦争の拡大と日本国内の状況 127
食糧問題についての提言 128
「食養会の新体制」で波乱の再スタート 129
「虎尾山雑記」――受難の時代来る―― 135
「つねにわれ たゞひとりなり」――独白詩 138
つねに君ひとりならじ 144
「食養会よ！ さようなら！」 147
巻1・第七章 参考資料 153

第八章　詩人の魂をもった自由人……155

総力戦下の食糧と健康　156

安田庄司という人　160

指導者達に向けて命がけの警告　163

世界観の集約された桜沢の著作　168

『新しい栄養学』について　172

『夢と情熱の世界』――P・U経済原論　179

閑話休題2　「泣くと言うこと」　185

巻1・第八章　参考資料　190

第九章　現代の視点から戦前を振り返る……193

桜沢の行動を現代の視点から振り返るために　194

なぜ日米大戦は回避できなかったのか　195

大戦回顧録の白眉――第二次大戦に勝者なし　204

日本はアメリカに嵌められた？　208

巻1・第九章　参考資料　210

第十章 「神ながらの国」から「神を知らぬ国」へ ……213

日本生き残りのための政策提言 214

一、人類は敗れたり！ 民族健康戦線の悲惨なる現状―― 218

二、ナゼ妊娠中に砂糖を取れば、偏平足、小児麻痺、ツンボや盲や唖が生まれるか？ 223

三、家庭で完全糖を造る法 227

全指導階級の人々に 231

憲兵隊事件と『悪魔の書』の出版 232

畏友・田村敏雄にまつわる回想 236

閑話休題3 『私の原稿書き』初夢物語 241

巻1・第十章 参考資料 245

あとがき ……247

第一章

石塚左玄と「食養」

「食べ物」が「生命」にとって
どんな役割を果たしているのか。
人間、何を、いかに食べるべきか？
これら日常における食生活の基本原理を
主として東洋思想の知恵の中に発見し、
また西洋科学のコトバを用いて説いたのが、
左玄の名を世に知らしめた警世の書
「化学的食養長寿論」である。

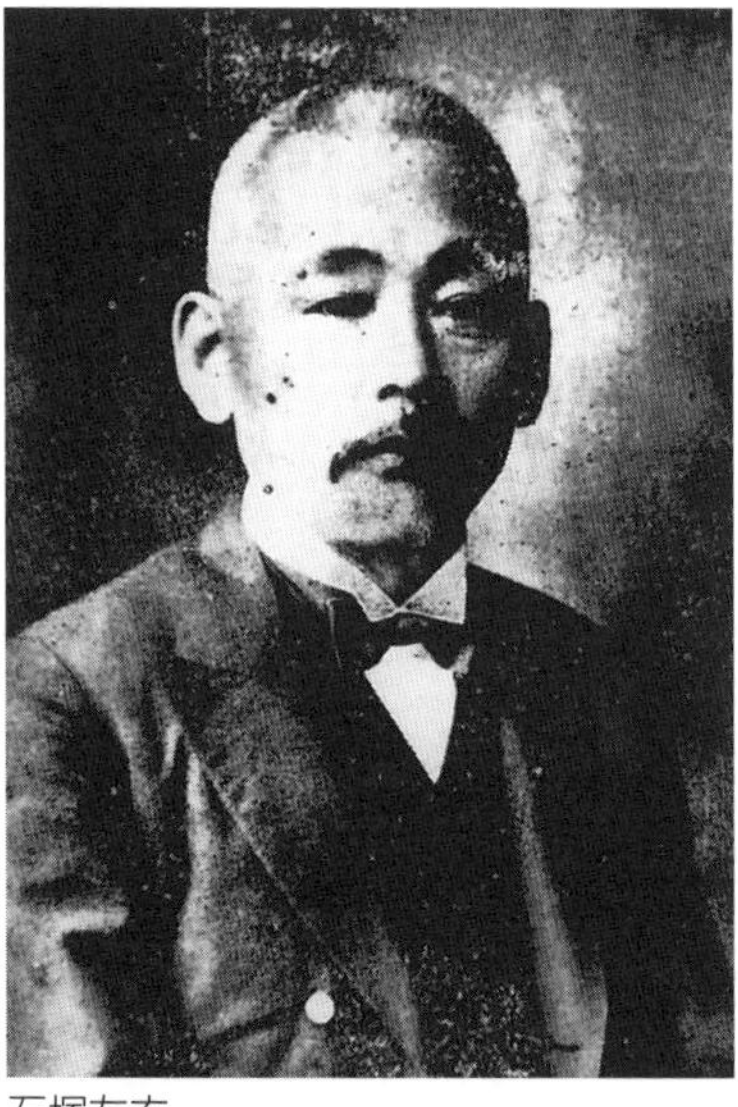

石塚左玄

病をかかえての出発

まず、はじめに「食養の祖」といわれる石塚左玄の、おおまかな略歴と活動、そして主張について述べていきます。

石塚左玄は、一八五一年（嘉永四年）二月四日、すなわち江戸時代の最後期、越前福井（県）子安町に、漢方医石塚泰輔の長男として生まれています。

生まれた時からすでに皮膚病に侵され、四歳の時にブルリゴ（全身にヘブラ氏掻痒症）を発症、さらに五歳の時には急性腎臓炎を患っていて、この二つの病が生涯、彼を苦しめることとなったのでした。

しかし、辛抱強い左玄は、この病を抱えながらも十七、八歳頃までにオランダ語のみならず、フランス語、ドイツ語、そして英語までを習得、とくに西洋医学事情に対しては大きな関心を示し、また、天文学まで学んでいます。

そして二十一歳の時、かねて畏敬していた地元（藩）の先輩で維新の志士、橋本左内の弟である細常を頼って上京します。橋本細常は当時、明治天皇の侍医であり、また赤十字病院々長でした。左玄は、細常の推挙によって大学南校（帝国大学の前身）の化学局に入ることができました。このことは後に、彼の才能をさらに開花させてくれた大きな一因であったと考えられます。

もちろん、左玄の医療探求のベースには、早くから東洋古典医学の知識を吸収していた彼の医家という出自から考えても、またその経歴からしても、日本の伝統食への強い関心があったことは当然頷けるところです。ちなみに左玄は一八六〇年（万延元年）の十歳の時から十三歳までの間に、漢方医学を修了しています。

左玄が誕生した江戸末期から明治維新にかけて、日本は西洋列強の外圧によって鎖国の重い扉が開かれようとしていた時期でした。日本の各地で若い憂国の志士たちが、新しい文明という名の享楽と刺激に満ちた美酒に幻惑され、港を有した地域（藩）によっては、また外国の鉄の巨船や大砲などによって、恫喝されていた頃でもあります。

ひとり敢然として、その大きな時代の激流に逆らいながら、相手（西洋）の科学的手法を逆手にとって、日本の伝統的生活に根差した食養生法を探求していた青年がいたのです。

彼こそ後に、食に関する革命的な大論文（本文四六四頁、序文、跋、付図を含めると五四〇頁に及ぶ）、食物中のカリウムとナトリウムの拮抗性に着目した『化学的食養長寿論』を著した石塚左玄です。その論旨については後述するとして、郷里から上京後の彼の生活について、少し触れておきます。

彼が東京南校化学局の御雇となるのは二十二歳の時で、グリヒースの下で化学を、二十三歳ではマルチンの助手として植物学、実験化学及び薬物学などを学んで、早くもその年に医師と薬剤師の免許資格を取得しています。

そして二十四歳で結婚、同年、陸軍軍医試補を申し付けられ、二十五歳の時は陸軍本病院への出仕を申し付けられ、二十六歳のときに陸軍薬剤監補に任命されています。

そうした目まぐるしい生活の中で、彼は精力的に「監薬精義」、「薬物鑑定法」、「検尿必携」等の著作を発表し、陸軍からは大変重宝がられます。

軍医を退役後、「反対医者」として活躍

左玄と陸軍との関わりは、国内における明治十年の西南戦争を挟んで、全国各地から軍医としての派遣要請、加えて数年後の中国大陸当（時の清国）への派遣等、二十四歳の時から数えて約二十年の月日がついやされていきました。

しかし、病を抱えた左玄の体にとって、これら戦中での絶え間ない過酷な任務は、ついに外地（中国大連の先、海城）での発病によって、終止符を打たれます。やがて海城舎営病院での二か月程の休養と治療により、彼は体調を回復し、帰国の途につきます。その時左玄、すでに四十五歳でした。

その翌年（一八九六年、明治二十九年）三月、四十六歳の時、国から陸軍薬剤監に任ぜられ、同時に予備役に編入されました。この現役から離れられるという解放感の中で、彼はその年の六月、予てから「食と生命」についての持論を展開した念願の『化学的食養長寿論』を、博文館よりいち早く刊

行したのでした、
この時の状況を桜沢は、『石塚左玄』（昭和三年六月初版、十四年再販）という伝記本の中で、次のように述べています。

> 『化学的食養長寿論』は出版された。
> 第一版千部は殆ど自費出版の様な形式であった。此の出版を経済的に援助したのは先輩玉村薬剤監である。彼は識者、先覚、先輩、名士に之を贈った。世論は動き始めた。翌明治三十年には漸く世人の知る処となり、三十一年には全国の患者蝟集《いしゅう》して、門前市をなすに至った。

明治三十一年には、『化学的食養長寿論』があまりに専門的であったため、多少易しく書き換えて『通俗食物養生法』（一名、食養体心論とも）として出版すると、広く世間に普及した結果、「全国の患者蝟集《いしゅう》」するに至ったのでした。

やがて彼の名声は、通常の医者とはまったく逆の、薬を用いない食箋によるアドバイスだけなので、「反対医者」とか「大根医者」とか言われ、全国に鳴り響いていきます。

一時期、彼の診療所には、毎日たくさんの患者が押し掛け、早朝から夜遅くまで診療が続いたと言われています。しかも、

「彼は診察料を取らなかった。その上彼は薬を与えなかった。ウン、お前サンは胃病だ。しかし胃が悪いんじゃない。その口が悪いのだ。赤飯をお上がりなさい。何？　薬？　塩えんどうがよろしい」

といった様子が、上掲の『石塚左玄』の中でユーモアたっぷりに書かれています。

そしてまた、『通俗食物養生法』が売れ出した後のことをこのように記しています。

明治三十一、二年頃よりは一日一〇〇人を限って辛うじて診療指導を与え、その後は直ちに往診し、夜は必ず十一時に帰宅し、食事を認め終わるや始めて書斎に入り書見と研究を欠かさず、就寝は早きに一時、遅きは三時であった。しかも患者は暗い中から番号札を取りに集まって来たのであった。

　自らの慢性腎炎は一進一退、身体は過労のために綿の如くに疲れてしまっていた。しかるに毎夜、床に入るや、俺の様なものを

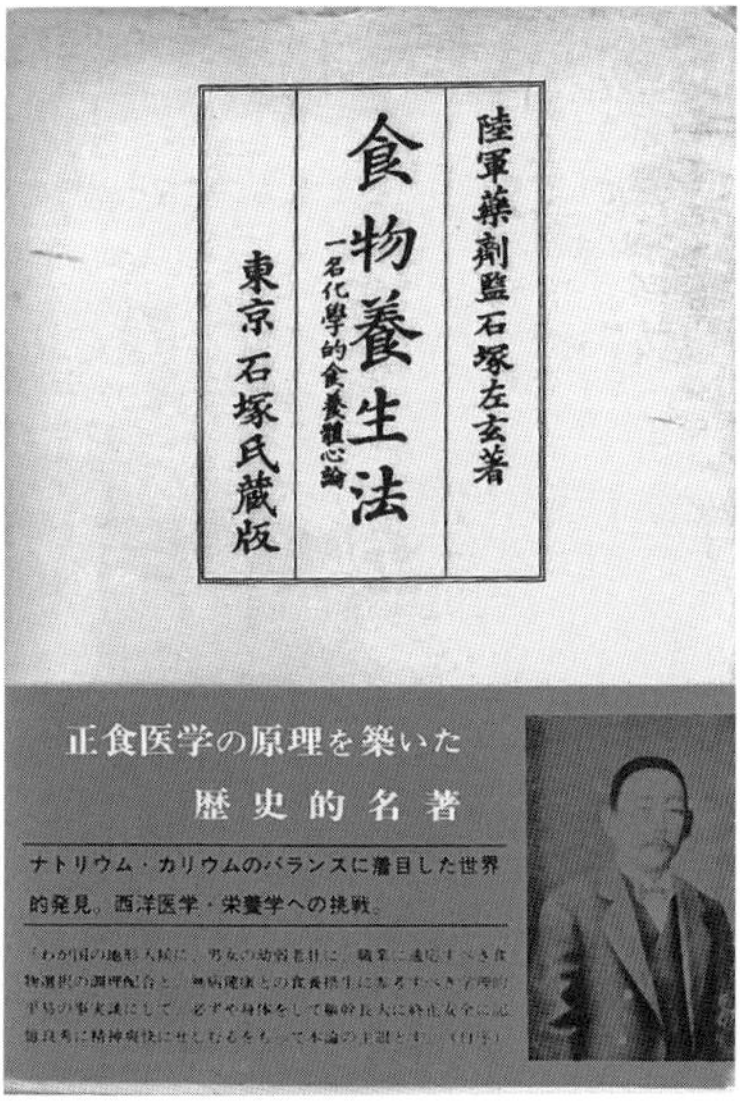

石塚左玄著『食物養生法』

こんなに人様が頼って下さる。有難い事じゃないか。なあ有難い、有難い……をくり返すのを常としていた。彼はまた、感激に生きる人であった。

『夫はまるで最もみじめな労働者です』こう言って夫人は、しばしば嘆声をもらした。夫人は彼の三人の子女を完全に育て上げ、二女を嫁がせ最も幼い右玄まで育てつつ、過労も極度の過労に虐げられる主人のために心を痛め通した。

しかも彼は全く献身的に、何らの利己心を挟む事なく社会のため、国民保健のために全身、全力、全心を捧げつくそうとしていた。彼の過激なこの労働は前後四十年間つづいた。

桜沢のペンは、なおも彼の死ぬるまでの壮絶な状況をよく伝えているのですが、この辺で左玄の主張した食養生法の基本姿勢について、また食養界の発足、左玄の死についての桜沢・沼田両氏の見解に触れておきましょう。そして、最後に彼が戦地（日清戦争の頃）での馬に関した、面白いエピソードの一文を紹介して締めくくりとします。

『化学的食養長寿論』の要旨

（1）人類は穀食動物である。その根拠は人間の歯型の構成比、下顎の形、腸の長さ等から判断できる。

（２）食物中のカリ塩は、酸化作用の主働者であり、また解熱者である。暖かい時期、熱性病には、瓜類・果物、転地には山陸地がよい。「肉食動物・鳥類は熱性病となり、草食動物にはそれが少ない」というリチャードソン説の引用話も述べられている。

（３）夫婦アルカリの性質効用論。食塩は血圧をたかめる等、塩の功罪を論じている。郷に入ったら郷に従えの原則は、食べ物に関しても当然のことである。また、入浴と食べ物との関係も述べている。左玄はナ・カ二者を陰陽一対のものととらえ、夫婦アルカリと称した。

（４）温浴及び発汗は、人体の脱塩法である。温浴の要不要は、地形・天候・食物によって考えるべき問題である。

（５）穀類及びその他食物の化学的性質論。米穀は本来精白すべきものではない。米飯の歴史、精米の進歩、砂糖調味料、飲食品中のナトリウム・カリウムの含有量の比較。この比較から陽性食品にはナが多く、陰性食品にカが多く、ナ１に対し、牛乳のカは４・25、玄米のカは５・00、羊乳のカは５・55なることを発見した。（この点に沼田医師は着目、左玄の食養理論設定の端緒になったものと考察している）

（６）夫婦アルカリの活用及び功績論。塩気を強くすると、酒が強くなるとか、酒の功罪や食物と糞便の関係について論じている。

（７）食物中夫婦アルカリの栄養結果論。食塩の要不要は地方風土の食物によること。塩は少ない方が健康によいこと。美食はいけないこと。食物が人を作る。砂糖・食塩と歯との関係。体格・容貌・性格・才能・皮膚の色・光沢と風土的食物との関係。職業と食物の関係。食物修養のこと等について述べている。

（８）統計上、長寿者は穀食者に多い。気候風土、食物と寿命の長短、黒砂糖・白砂糖の歴史。玄米を白米にするのに１５００年から１６００年を要したこと。また、世界最高の長寿者はロシヤ人であると言及している。

（９）ナトロン塩毒性論。人生と食物、植物と肥料、陰陽調和。英・蘭・伊・独の風土に適する薬物療法。氷・清涼剤禁忌。風土異なれば民食同じからず。瓜・茄子・果物等の生食は不可であること。

（以上、沼田勇医師の「自然食運動の系譜と先覚者たち」より、ほぼそのまま引用させて頂きました。）

ここで再び、桜沢の伝記本『石塚左玄』から、食養哲学についての一文を紹介しましょう。

彼は決して偏した肉食廃止論者でもなければ、菜食論者でもない。彼は熱帯に住む人々の果食を認めると同時に、冷帯、寒帯の人々の肉食を正当としている。正食正養を彼は絶叫するけれども、それは一切の食物……それが如何なるものであっても、たとえば如何なる珍味美食であろうとも、また如何なる粗食不味であろうとも……を摂ってもって、何時でも正しき身心の養いとする事の出来る様な身体を作り、或はそれに及ばぬ者には適宜な応急方法を教えたのである。
これを誤解する人々が世上に多い。彼等の理解力の狭さは嘆かわしい。彼の説を非とするものは、全て精神的近視眼者流である。彼等は総じて、例外なく偏狭心の所有者である。彼等の視覚は乱れているか、或は極めて狭角度を有している。何故かなれば、左玄の説は〔自然の、正義の領解〕であるからである。

そして左玄は、「食養」について次のように定義しています。

食とは完全なる人間を作る一切の物質にして、養とはそれらを正しく知り、正しく摂りて以って生を養う方法なり。換言せば食養とは完全なる人間を作る一切についての正しき知と、正しき行なり。

八十余年も前の、単純素朴なようにも見える表現のダイジェストであるため、現代の人たちにとっては物足りないかも知れません。どうぞその向きの人には、直接読み応えのある『食物養生法』（一九七四年年復刻版、日本ＣＩ発行）か、桜沢如一編纂の『食養講義録』（一九七七年年復刻版、日本ＣＩ協会発行）を読まれることを、お奨めいたします。

なお、石塚左玄を中心とした食養界はその後、一九〇七年（明治四十年）十月に、次のようなメンバー構成で「化学的食養会」として、正式に発足します。

顧　問　石塚左玄
発起人　星野長太郎（衆議院議員）、徳久恒範（貴族院議員）、根津一（東亜同文会幹事長）、他、歯科医など四名含めて七名。
協賛者　仁尾結惟茂（貴族院議員、専売局長）、細川潤次郎（貴族院議員、文博、議定官、男爵）、徳川達道（伯爵）、岡崎生三（陸軍中将、男爵）など計、一五名。

そして、同年十一月に「化学的食養雑誌」が、創刊されました。

左玄の偉大な功績

ところが左玄は、「化学的食養雑誌」が創刊されてからわずか二年後、一九〇九年（明治四十二年）十月一七日、幼少の頃から悩まされ続けてきた慢性萎縮性腎炎による尿毒症のため、五十九歳の生涯を閉じたのでした。
桜沢如一は、例の伝記本の中で感慨深そうに、彼の死について次のように述べています。

彼は四十有余年来常人では到底十年以上耐え忍ぶ事さえ不可能な萎縮性腎臓炎を征服して行った。そればかりではない経過最長十年を出でざる慢性腎炎を完全に征服して爾後三十有余年到底常人に企画し能わざる低の功績を残して行った。これは医学上、真に奇跡的な事である。これ以上の長命はない。

彼が二十有余年の軍隊生活に於ける功労を別とするも、その間一切の余暇を以って完成せる回天の偉業、人類食養道の創見と、その完成後の広き実行、普及、教化、数十万人の救済は、実に尋常ではない。〈長寿論〉の一著のみにても到底十数年の日子を以ってしては出来うるものでない事を、それを読む人は直ちに会得しよう。その内容の多方面に広くして、而も深き点に於いて何人も驚異する。これだけの事業労作を算盤に入れて、尚且つ彼を短命なりと云うものあらば、そは恐らく人生の意義を毫も解する能わざる功利主義者であろう。

また、後年食養界において功労のあった沼田勇医師は、石塚左玄の経歴を振り返る中で、同じく左玄の死について次のように述べています。

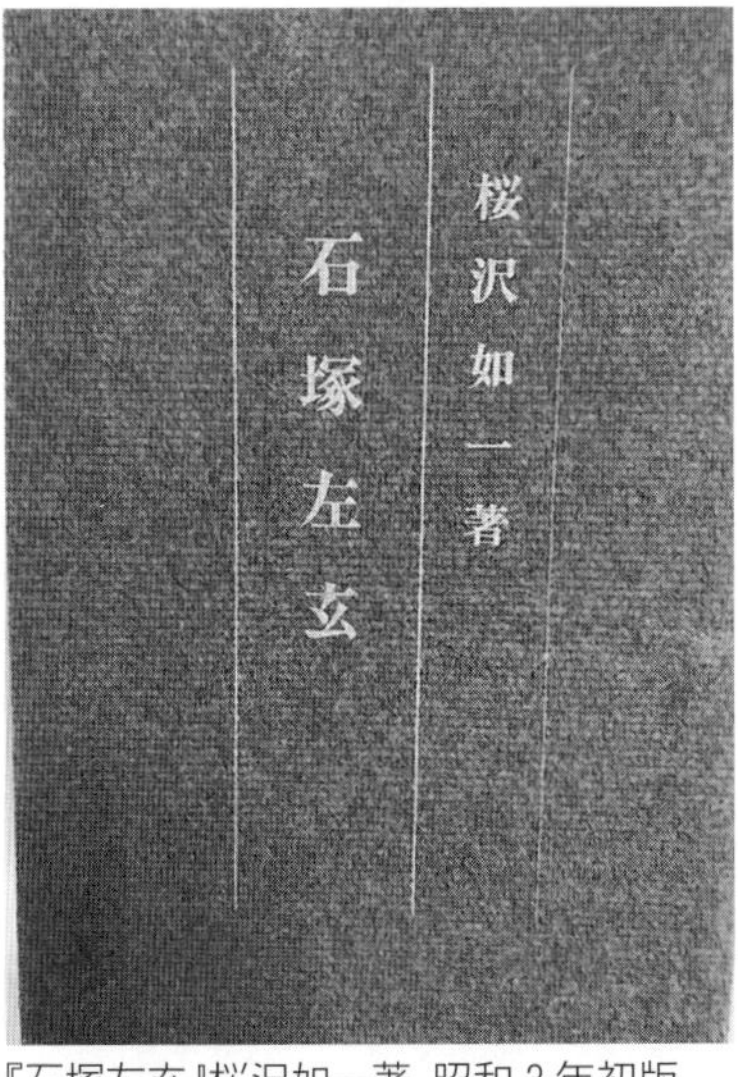

『石塚左玄』桜沢如一著 昭和３年初版
写真は昭和14年再版のものです

食養による長寿論を書き、一つの健康哲学と実際の指導にあずかった人にしては、ご自身の病気すら治し得ず、かくも短命であったのはおかしいではないかとの論もなりたつ。だが、慢性腎炎は今日の医学に照らしても難病中の難病である。腹膜潅流、透析、移植。今日の医者の秘術をこらしても、わずかに延命効果を示すだけで、自身の健康維持に手いっぱいで、まともな仕事はできないのが普通である。だが、石塚左玄は、この腎炎に幾度かたおれながらも、五九年の生涯をフルに働き続け、超人間的実績をあげたことはおどろきに値する。

（前掲『自然食運動の系譜と先覚者たち』より）

食養の歴史について詳しく知りたい方は、雑誌「Ｍａｃｒｏｂｉｏｔｉｑｕｅ」の前身「新しき世界へ」の一九八一年三月号№．５３２に転載されている食養研究家・沼田医師の労作『自然食運動の系譜と先覚者たち』が大変参考になることを付記しておきます（同書は、一九七四年十月号から六回にわたって〔自然医学〕に連載されたものを、さらに手を加え、「日本総合医学界雑誌」一九七五年十月号にまとめて掲載されたものです）。

左玄、荒馬を乗りこなす

桜沢如一著『石塚左玄』は、「食養の祖」となった左玄の人となりをよく伝えています。たとえば、こんな面白いエピソードにも、「付和雷同せずに、われ一人行く」といった気概が感じられます。桜沢は、食養の祖というだけでなく、そういう左玄の人間性にも惚れこんでいたのではないでしょうか。

　石塚左玄が軍隊にいたとき、人に噛みつく荒馬がいた。たまたま戦地でのつれずれにみなで談笑していたとき、この荒馬の話がで、将校たちの誰からともなく、

「誰かあれを乗りこなす名人はいないか」

という言葉が飛んできた。誰ひとり「おれが」という者はいなかった。その時、左玄はその談笑の輪の中にいたのだが、日頃は無口な彼が、突然口を開いて、

「何ダ、荒馬グライ。よし俺が乗ってやる」

と言ったので、みんなびっくりして振り返った。日頃は無口な変人として扱われていた位の軍医左玄を見ると、武官将校たちはみな吹き出さんばかりに笑った。

「君に乗れたら、君の乗用にするがよい」

　そう言って、みなはまた笑ったのである。

　彼はその後で厩へやって来て、子細に馬を調べては、何事かを馬卒に命じて行った。そして四日目の朝、突如として大行軍が始まった。

　その時、左玄が例の荒馬に乗って現れたから、人々は驚いた。然し今に落とされる、今にイヤという程打ちつけられる。可哀想に、もしかするとクタバルかもしれない、等とどりどりに武官

連中までが沙汰をしていた。
その日の行軍は終日つづいた。然し、彼は一回も振り落とされはしなかった。その翌日も行軍は続いた。然し、左玄の振り落とされたのを見た人はなかった。

以上、桜沢如一著『石塚左玄』より引用させて頂きました。なお文中のいくつかの句読点、旧送り仮名については、読み易くするため現代風に改めさせて頂いたことお断りいたします。以下、各章においても同じ。

巻1・第一章　参考資料

「化学的食養長寿論」石塚左玄著
一八九六年（明治二十九年）六月　博文館発行

「（通俗）食物養生法」（一名「化学的食養体心論」）石塚左玄著
一八九八年（明治三十一年）一月初版　一九三八年（昭和十三年）十月増訂縮刷二十一版　石塚家発行
なお一九七四年（昭和四十九年）五月　日本CIより発行（丸山博博士の解説付き）された復刻版（A５判）は、増訂縮刷版第十八版（一九二三年・大正十二年）と同十九版所収のものが使われている。

「自然食養運動の系譜と先覚者たち」沼田勇著
初め、この論文は一九七四年（昭和四十九年）「自然医学」に連載（六回）され、それに手を加えて「日本総合医学会」誌に一九七五年十月にまとめて掲載、さらに一九八一年には「新しき世界へ」誌三月、№５３２号にも転載されている。

「**石塚左玄**」桜沢如一著

　一九二八年（昭和三年）六月初版　昭和十三年十月増訂縮刷版　社団法人食養会発行　なお一九七四年（昭和四十九年）六月「桜沢如一先生著作刊行会」として、日本CIより再々版されている。

「**食養講義録**」桜沢如一編纂

　一九七七年（昭和五十三年）復刻版　日本CIより発行

第二章

西端学と「身土不二」

食養と身土不二は、桜沢如一が体系化したマクロビオティックの基礎となる、いわば車の両輪と言ってもよいでしょう。その一つ、「身土不二」を唱えたのが食養・中興の祖とも言われた西端学でした。

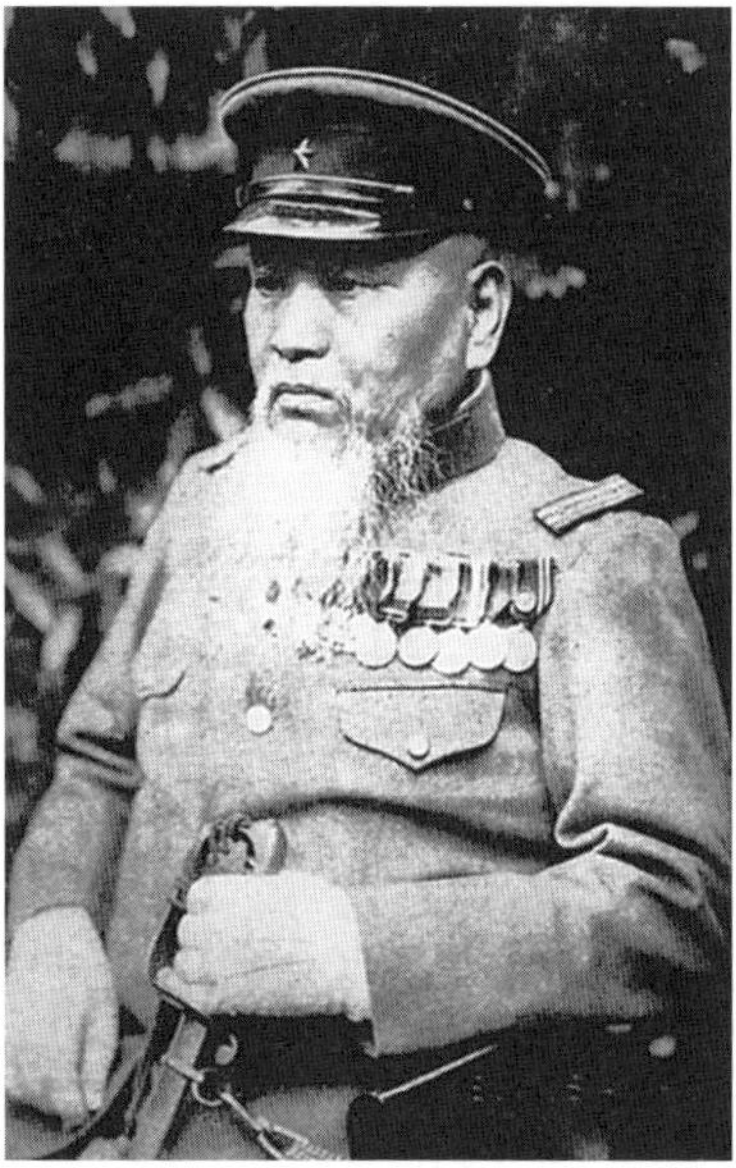

西端 学

その後の「食養会」の動きと国内外の社会情勢

西端学の略歴と「身土不二」について述べる前に、石塚左玄亡き後の「食養会」の動き、及び日本の国内外の社会情勢について述べておきます。

前章において若干触れておきましたが、石塚左玄の本格的な食養の普及活動は、わずか二年という短い期間でした。しかし、当時の社会に与えたインパクトは極めて大きなものでした。

時代は江戸から明治維新を経て、日本は欧米の植民地政策の煽りを受けながら、当時韓国（旧朝鮮）や中国（旧支那）大陸へ、足を延ばし始めていたころでした。

一九一〇年（明治四十二年、左玄が亡くなった年）には、ハルピン駅頭において日本の首相伊藤博文が韓国人、安重根によって暗殺されるという事件が発生しています（一説には、使用された銃弾の検証からロシア特務機関によるもの、とも言われています）。

また翌一九一一年には国内において、憲政本党が解散、立憲国民党が結成される事態となり、幸徳秋水等が逮捕されるという、いわゆる大逆事件も発生しています。

一方、外地では日韓併合と同時に朝鮮総督府が設置され、対中国鉄道投資を目的とした対華四国（英・米・独・仏）借款団も成立、日本を含めた列強による中国への進出が積極化していました。片やイギリスはエネルギー問題の将来を見据えて、このときすでにイランの石油を独占支配していたのです。

やがて日本はそうした内外の緊迫した状況の中で、西洋列強からの圧力をかわしながら、自らも危険な軍事化への道を歩み始めて行ったのでした。

したがって軍備増強による日本の国家予算に占める軍事費の割合は、膨大に膨れ上がり、国民生活にかつてない耐乏を強いる結果となっていきます。

このことは食養界の人たちが勧める食事革命の主張と国の政策が、はからずも医療費の削減、食糧事情の改善に役立ち、しかも軍人を養成するための国民の体位向上にも資するという、好循環が期待されたのです。

一九一八年（大正七）三月に食養会が社団法人として認可されたとき、主要役員の中に占める軍人の割合は、会長、理事合わせて十八名中八名という約半数を占めていました。その上食養会をとりまく人たちには、社会的にも第一級の人物が多く、その影響もあってか毎月一〇〇名位の会員が増えていくという盛況ぶりを呈していました。

ちなみに、この時代の会長には坂本一（海軍中将）、理事兼医務顧問が岡部剛雄（左玄の娘婿）、名誉会員に石塚右玄（左玄の息子）、後に活躍する西端学（陸軍大佐）等の名前が記されています。

しかし、こうした社会状況はともかく、食養本来の効用はいずれの時代、いずれの国（土地）、いかなる民族（人種）であっても、分け隔てなく健康と平和、そして幸せを万人にもたらしてくれるものであり、人間の醜い争いを無くしてくれるはずのものなのですが、現実はそう甘くはありません。

やがて食養の普及活動は、ある意味国家の方策に利用されながら、苦難の道を辿っていきます。

そんな中、純粋に石塚左玄の思想のモノグラフとも言える、大変読みやすい『化学的食養の調和』という本が出版されています。著者は角地藤太郎という人物で、若いころから胃腸病、脚気、喀血、肋膜炎、肺炎カタル等にかかり、箱根、熱海、修善寺和倉等にて転地温泉療法を試み、また横浜十全病院、北里病院に入院、多年の病弱に苦しんでいたところ、石塚左玄の指導の下に食養を実行するようになって、完全に病から脱出することができたという、体験の持ち主。

その報恩感謝の気持ちを込めて角地藤太郎が出版したのが前記の本です。友人五人から寄付を得て三五〇〇部を印刷（その後版を重ねた）、日本中の家庭にこの一冊を届けたいとの念願を抱いていた、と言われています。

大正の時代に入ると、石上敏雄著『新食養法提要』が食養雑誌社から発行（大正二年六月）されます。本書は食養を伝える本としては、先の角地の著書に次いで最も古いものと言われています。

さらに岡崎桂一郎著『日本米食史』（大正二年）、小林康平編著『食養の手引』（大正三年）、そして、飯田彬著『食養道』等の本が次々と出版され、左玄の食養思想の影響力の大きさを物語っています。

国立栄養研究所の設立

一方、一九二〇年（大正九）、社団法人・食養会が内務省直轄の「栄養研究所」として認可され、その開所式を迎えたのは翌十年十一月でした。栄養研究所の元々のスタートは、アメリカから帰朝した佐伯矩《ただす》博士が、一九一四年（大正三）に私設栄養研究所を設立したのがベースになっています。

当時（大正三年）、佐伯矩はこんな発言をしています。

「この頃、百姓の博士が脚気に効く薬を発明したそうだが、いわしの頭も信心からだ」

この発言は、いかにも食養研究者たちへの対抗意識の現れと見ることができますが、その後の国立栄養研究所の人たちと食養研究家たちとの食べ物に対するスタンスの違いは、ある時は同じ路線を走るかに見えるのですが、やはり微妙に平行線を辿っていきます。

その路線の違いは、米の精白度の認識でやがてはっきりしてきます。

一九二二年（大正十一）、栄養研究所のスタッフ、杉本好一医学士が玄米食消化吸収の大がかりな試験を開始し、佐伯矩所長も七分搗米を奨励しました。

さらに翌年には東京衛研の藤良治、下田良彦研究員等が「玄米によるビタミンA欠乏症」を発表。また、浜田松吉郎も胚芽蛋白は白米蛋白よりもリジンが倍以上あり、肉蛋白に匹敵することを発表します。

そして一九二五年（大正十四）には、先の杉本好一が米の精白度と消化吸収に関する膨大な研究データを、追い打ちをかけるように公表し、これによって「玄米飯は消化吸収の悪い、常食に適さない食べ物」という烙印が押されてしまったのでした。

一九二五年(大正十五、昭和元年)、佐伯矩は「佐伯栄養学校」を創立し、陸軍糧秣廠は雑誌「糧友」を刊行しています。二木謙三博士が玄米、半搗米、麦飯、黒パンを奨め、少食論を唱えたのもこの頃でした。

同時期、食物に関する民間雑誌には、食養会による「食養雑誌」以外見るべきものは無かったのですが、一九二五年六月に、石塚左玄の食養路線を継いだ田川斐川によって、食養の新たな胎動を感じさせる「食養の家庭」が創刊されました。しかし、執筆者の多くが二木謙三、宮入慶之助、佐伯矩、秋山徳蔵、井上正賀の諸氏といった、いわばアンチ食養論者の観を呈していて、結局長くは続かず、間もなく廃刊となってしまいます。

こうして一時食養会は、国の後押しによって勢いづいてきた栄養学者や明治維新以降の西洋医学の隆盛によって、アウトサイダーの位置に甘んじなければならなかったのです。

しかし、それはまた、食養運動が改めて再スタートのチャンスを迎えつつあるということでもありました。

ちなみに一九二六年（昭和元年）六月の「食養雑誌」（２３４号）を編集していたのは島田芳治でしたが、そのころ島薗順次郎（脚気研究の権威・東大医学部教授）は臨床試験の結果から、脚気の予防と治療に胚芽米が良いことを提唱していました。そして、その研究をサポートしていたのが、後の香川綾栄養学校長の主人、香川昇三氏でした。

昭和に入ってまず目立つのは、漢方の学者、中山忠直によって著された『日本人に適する衣食住』という本です（昭和二年十一月発行）。後に食養会において大活躍をする桜沢如一はよく彼を訪ね、また外地から手紙を送ったりしています。

仏典と地球環境の考察から「身土不二」

さてこの辺で西端学の略歴を辿り、彼が「身土不二」という言葉を、食養思想のスローガンに取り入れたキッカケは何だったのか、それについて述べていきます。

西端学は一八五七年（安政四年）二月三日、伊勢（三重県旧飯南郡朝日村）の農家の長男として生まれています。

地元の小学校修了後、師範学校を卒業、若くして地元小学校の校長として三年半勤務していたのですが、村人から侮られ、辞表を叩き付けて上京してしまいます。それから一八八五年（明治十八）に士官学校騎兵科を卒業、まもなく少尉に任命されます。そして五年後にはドイツへの留学を命じられ、そこで馬相学の研究に従事することになります。

日露戦争（一九〇四〜〇五）のときには馬匹購買委員長に任命され、旧満州、モンゴルへ変装して潜入、多くの軍馬を購入し、その功により中佐から大佐に昇進、功四級勲二等鵄勲章を受けています。

その後、除隊してからは研究と読書生活に入り、馬相学の雑誌を数度発行、また、食養会に入り理事（明治四十五年頃）となって東奔西走、食養理論の基礎固めに努力していきます。

とくに左玄の食養理論の中に、仏典の中から「身土不二」の言葉を援用して、原理の重要な支柱としたことは、彼の最大の貢献であったと言えるでしょう。

それらの具体的な理論構成については、西端と桜沢の共著として一九二八年（昭和三）六月発行となる『日本精神の生理学』という本の中で、詳しく論述されています。

すなわち、我われの住む地球環境を温帯別の四季に分け、また食物に於いては寒冷温熱の四性に分類、ヒトが生存のための最適条件は何かを導くための羅針盤として長年熟考を重ねてきた見解を表現したのが、西端の四枚の図表です。そして、その大先輩の図表を深く理解し、情熱を込めて解説のペンを握ったのが若き桜沢如一でした。上記の本が共著となっている所以は、そのためです。この本の反響については、桜沢に関して述べる「第三章」において、詳しくまた取り上げるつもりです

ところで西端が身土不二の言葉を食養理論の中に取り入れた理由には、単に仏教用語との整合性からだけではなく、その前段の話として、その言葉を用いてもよいと確信するに至った一つの体験があったのです。その体験について、西端はこう述べています。

かつてドイツの馬政総監伯爵レーンドルフ氏が、イギリスの競馬種を研究していたとき、彼が著した本の中に〔馬は土塊の産物なり〕との言葉を発見、私は仏典の中の〔身土不二〕という言葉との共通性を確認し、それを食養生法の中に取り入れたのです。

以下は余談ですが、和辻哲郎の名著と言われる『風土——人間学的考察』が岩波書店から刊行されたのは一九三五年（昭和十年）でした。その第1章は六年前（一九二九年）に岩波書店の「思想」誌

に発表していますが、いずれにしろ西端学が『日本精神の生理学』を刊行した年より一年後です。和辻哲郎の『風土』では、モンスーン、砂漠、牧場という3つの「文化圏」に大別し、その気候や地質地形などによって人間の風土性（性格、習性、風俗、家の構造など）が形成されるということです。和辻はドイツ留学時にハイデッガーの影響をうけて、すでに人間存在の風土性に気付いていたということですが、西端が唱えた身土不二のことも知っていただろうことは充分想像されるところです。西端の没年は、一九三四年（昭和九）四月二十七日でした。七十八才の天寿を全うしています。そのとき桜沢は「西端学老先生を憶う」という悲痛な長文を、パリから寄せています（昭和九年七月十七日付）。

その長い追憶文の、ほんの一節を紹介しましょう。

> 昭和四年初め、家財を売り放ち、蔵書も全部売り払い、欧州征服の途に上るにあたっても、いろいろ精神的、物質的にご心配をわずらわした。以前に『日本精神の生理学』を書いたりしたので、私はご令息よりも精神的には私の方が先生に近いと感じていた。
>
> 先生は長所も短所も容れてくださるような方であった。私は先生が吾が子のように愛してくださったように思っているし、私も実の親以上に親しみと尊敬を捧げていた。
>
> 先生の剛毅と細心と根気強さは私にとって無上の教訓であった。先生から私が頂いた食養雑誌初号から百号くらいまでは大切に合本にして食養会に保存してあるが、あれには先生の書き込み

が無数にある。いかに先生の研究心が旺盛であったかが、そこに示されている好個の記念であり、同時に食養学上の尊い文献である。先生は文筆の人ではなかったが、先生の残された文献は、ずいぶん多い。

本草研究における先生は、まさに小野蘭山の面影があったかと思う。先生がもし軍人として立たれていなかったら、まさに小野蘭山の如き本草学者になっていられたかもしれない、と思うほどだ。

先生はまた歴史の研究、民族の研究、語源学的研究においても達見を持っていられた。渡欧後すでに六年に近い。その間に私は何をしたか？　顧みて慚愧に堪えない。ことに老先生に誓って出てきた初志が、未だに貫徹されていないことは最も残念千万である。今日までの仕事の報告さえ出来ていないうちに、老先生が逝かれたことは誠に申し訳がない。せめてここに大略を記して霊前に供することは、目下の私に許された唯一の仕事かと思われる。

老先生は心安らかに物心の彼方に往生された。しかも私は老先生をより近く感じている。

ピレネーに出発する夜。　桜沢如一

以上、かなり長い追悼文の中の、ほんの三か所ばかりの紹介ですが、自分を食養の世界に導いてくれた恩人に対する、桜沢の切々たる感謝の思いが伝わってきます。

巻1・第二章　参考資料

「食養雑誌」について

明治四十年十一月創刊～昭和十七年十二月迄、三十五年間発行

但し、桜沢がとくに活躍し始めた昭和十年より誌名が「食養」に改題され、「昭和十二年四月桜沢が食養会の監事となり、編集主任になるに及び、空前の盛況を見るに至り、食養は遍く全国に普及した」（「食養の生涯」より）。

しかし、ひと役終えて桜沢が食養会から去った四年後、昭和十八年（一九四三年）には、雑誌が国民栄養協会発行となり、内容が国の後押しもあって本来の「食養」から科学的西洋栄養学へと傾斜（４０８号）、やがて誌名も「国民食」（４２６号）などに変更され、シビアな戦時体制の中で、間もなく廃刊となってしまう。

戦後、かつて桜沢と同志であった林仁一朗医師が「食養雑誌」を復刊、やがて「完全食連盟」や二木博士の「養生会」などの再建の動きと相俟って渡会博博士や中西俊明博士、および中川雅嗣氏等の協力得て「日本総合医学会」として活動を再開、かつての同志河内省一ドクターや日野厚、沼田勇両氏等三十余名が参加した。

本書においては初期の「食養雑誌」及び「食養」の合本、とくにその内、六冊の中の記事を利用、参照した。

「食養道」飯田彬著

一九四一年（昭和十六年）四月第四十一版　南海道出版

「日本人に適する衣食住」中山忠直著

一九三四年（昭和九年）宝文館発行

「日本精神の生理学」西端学・桜沢如一共著

一九二八年（昭和三年）六月　日本食養研究所発行

当時、日本の社会（とくに知識人）に大きな影響を与えた本。

第三章

桜沢如一と「マクロビオティックの世界観」

日本の食養の創始者・石塚左玄と、中興の祖とも言われた西端学
次に我われにとって「マクロビオティック」などの言葉から
一番身近に感じられる桜沢如一について、
その生涯の概略と実践の足跡を、
多少のエピソードを交えながら辿ってみようと思います。

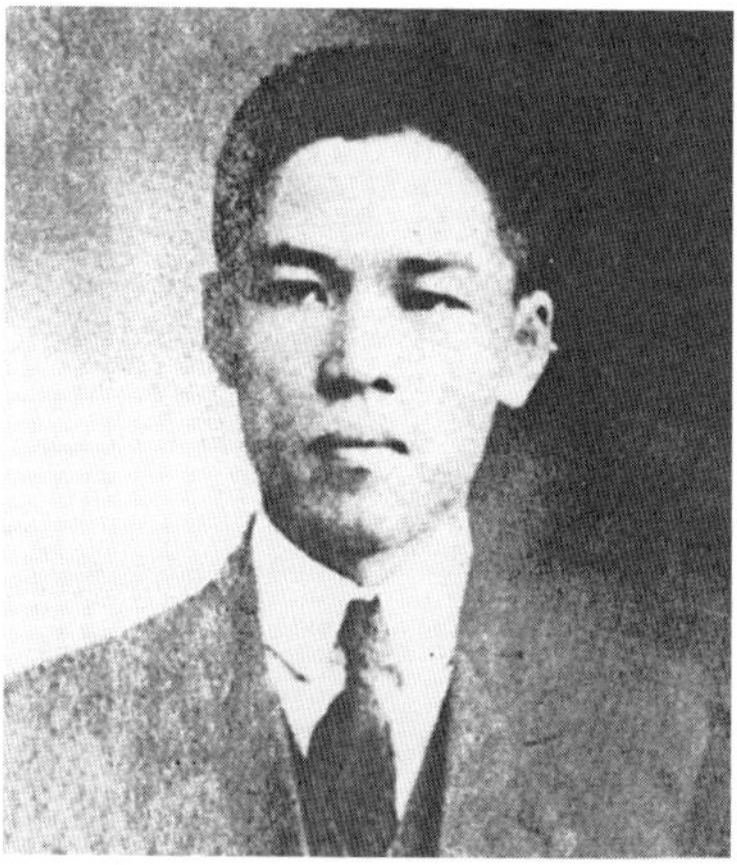

1918(大正 7)年　26歳　支那海にて

「食養」への目覚め

桜沢如一が「食養会」に入会したのは、一九一五年（大正五）と言われています。

彼が二十四歳の時で、二十歳前に西洋かぶれで痛めていた体も食養によってだいぶん回復し、港町神戸で貿易商として活躍していた時期に当たります。

桜沢の年譜表記については改めて述べますが、ここでは貿易商として活躍する大正六年までを挙げておきます。

一八九三年（明治二十六）　十月十八日、京都に生まれる。

一九一二年（大正二）三月　京都府立第一商業学校卒業。同年四月、神戸南米輸出入商・滝波商店直輸部に入り、同時に神戸仏語学校第二学年入学。

一九一三年（大正三）三月　仏語学校卒業、同時に、第一次世界大戦のため滝波商店閉業につき失職。

同年四月　仏国領事シャルパンティエ氏の推薦により、ロンドン市ウォームス汽船会社のチャーター船万栄丸事務長となり、第一次大戦中の印度洋、地中海の遠洋航海に一か年余従事。

一九一四年（大正四）　神戸貿易商仲桐商店支配人となる。

一九一六年（大正六）　横浜羽二重商熊沢商店より資金を借り、貿易商熊沢商会支配人となり、その後隔年欧米を廻る。

一九一七年（大正七）の「食養雑誌」十月号に桜沢は、「神戸における食養品取次店」という広告を掲載し、これまで小生自宅での食品取次を一般需要者の便宜を図るため、左記へ移転しましたと、自分の勤め先の店内に設けた「熊沢商店神戸食養品販売部」を紹介しています。

こうして経済的には貿易の仕事（後に独立し、失敗もするのですが）に携わりながら、次第に食養への関心を高めていきます。そのことはまた、少年の頃からの文学への興味もさることながら、必然的に日本の伝統文化の基本をなすヤマト言葉の探求へと、彼を導いて行ったのでした。この頃のことを、桜沢は後に雑誌「食養」の誌上で、次のように述べています。

> 私は田中館博士や田丸卓郎博士のローマ字論に共鳴して、遂に〔よみがえりの家〕を作り、別に雑誌〔よみがえり〕を六カ年も出した。（思えば二昔も三昔も前の事である。）然し、それは日本語のローマ字化、むしろ、ローマ字使用による〔ヤマトことばのよみがえり〕であった。
>
> 私はN・R・S（日本のローマ字社）の世話人を長い間、した。ローマ字書きの書物を数十冊出版した。その為に印刷屋までやった。数千円の金をその為に使った。
>
> 然し、私の立場はN・R・Sのそれとは大分違っていた。N・R・Sのそれは日本字を日本式

ローマ字にしてしまおうというのであり、私のは、〔ヤマトことば〕を〔よみがえらす〕手段としてローマ字を使うと言うのであった。くだいて言えば1、2、3、の如きアラビヤ文字を日本文字にしてしまった様に、ローマ字を日本字にしてしまおうというのであった。
実際ローマ字を日本文字にすると、我々は十九のアルハベットを用いるだけで如何なる日本語も書き現わせるから、国字教育は現在の十分の一以下の努力で助かる。実に経済である。然し、私がローマ字の日本化を主張するのは経済や便利の為ではない。
私は美しい、床しい、優しい、音楽的な雅な大和言葉を、忘れられた日本民族の言葉を蘇生（よみがえら）せたいのである。それは正しい祖先の食物を取り戻したいのと同じこころである。
正しい自然な日本民族の言葉をよみがえらせると、人は否でも心が優しくなり、従がって言葉も床しくなり、古びた言葉に親しまないではいられないのである。

（一九三八（昭和十三）『食養』十月号　№３７０「よみがえり」より）

このような熱い想いを抱いて、日本の古い言葉と食との関係を探求し、さらには中国の埋もれた易の世界観にまでたどり着いていく彼の若き日の慧眼と行動、そしてデリカシーには、心打たれるものがあります。

ついでにもうひとつ、桜沢の少年時代を彷彿とさせる一文を紹介しましょう。

私は十七才の頃から飛び切りのモボで、当時流行した自然主義の文学にかぶれ、モーパッサンやフローベル、ルッソオやトルストイ、イプセンやストリンドベルヒをたえずふところにも頭にも入れて廻り、ドストエフスキーでも無政府主義でも、危ないことにニヒリズムでも口にしたり筆にしたりしました。マンドリンを愛し、芸術座を総見し、青い酒や赤い酒をのみ、すっかり新時代のトップを切る一群の一人になっていました。

それからやがて、フランスへ行き、西洋諸国を旅行することを重ねるうちに、アキがきて愛想をつかして、スッカリ日本趣味になってしまいました。その結果健康を失い、危ない所で、苦しまぎれに、生来の本能とも日本精神ともいうべきもののおかげで、生命を取りとめてから、追々体験によって、ひとりで古い伝統の力強さに生命の源泉を汲み取るようになりました。

右の一文は『未開人の精神と日本精神』（昭和十八年九月発行、無双原理講究所）という桜沢の著書からの引用文です。やがて彼が次の新たなるステージへ向かって行くことを、暗示しているかのように読み取ることができます。

閑話休題1

桜沢世津子の肖像

桜沢如一

一九五三年六月十七日五十回忌、
一九五三年八月如一渡欧記念のため、
全和光君これを描きて贈らる。

三十才にして逝きし母は、
わが生涯を導く燈台の光なりし。

長生きして不幸なる子を嘆く母あり、
若くして幸福なる子を残して逝く母あり、
母もし、少くとも四十才まで生きしならば、
我は彼女の栄養学によりて甦れてありしならむ。

されど母は永遠なり、
あけくれ母は我が傍にあり。

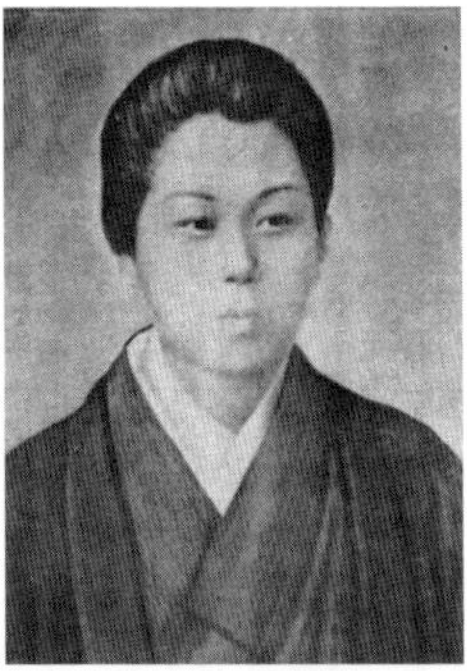

桜沢世津子の肖像

閑話休題1

「食養会」本部での活動と著作

若い桜沢に食養への関心を高めさせたのは、後に彼自らが告白しているように、「大正五年、西端先生の論文を拝見した」ことがそもそものキッカケでした。

その西端論文の中ではとくに、ナトリウム、カリウム等の化学的、ないし科学的説明がなされている点に、強く引き付けられたと言います。もしそれが無かったら「私はあるいは食養法を注意せずにいたかもしれない」とまで述懐しています。

また、「私の食養研究は石塚大先生直伝ではなく、西端先生と後藤勝次郎先生の御指導によるものである」とも、先の「西端学老先生を憶う」の中で述べています。

しかしいずれにしても、食養の祖、石塚左玄に対する興味は深くなるばかりで、一九二八年（昭和三）六月にはついに『石塚左玄』（昭和三年六月発行・社団法人食養会、発行者・林仁一郎）という伝記本まで書いてしまいます。

この年の六月には、もう一冊、食養学原論と食養料理法を収めた『食養講義録』（社団法人食養会、発行者・林仁一郎）という分厚い本も編纂、出版、さらに同月『日本精神と生理学』（第二章に前出の本、日本食養研究所、発行者・林仁一郎）も出しているのですから、驚くべき活躍をしていると言わざるをえません。

もちろん、こうした本格的な桜沢の食養活動が彼一人でなされたわけではありません。陰の力として当時献身的に彼を支えた食養家、林仁一郎医師という律儀な人物がいたことを忘れることはできません。前記三冊の本の発行者には、すべて林仁一郎という名前が記されていることを見ても、桜沢との関係がいかに深かったか、伺い知ることができます。

このあたりの事情について、後年、林仁一郎医師は自著『食養の生涯』（昭和五十二年二月発行、編集者・沼田勇）という本の序文で、次のように述べています。

> わたしがこの（食養）会に飛び込んだ頃、（石塚左玄）先生は勿論おられず（食養会は）衰微していた。わたしは、そこで、同じ目的のもとに神戸から上京して来た桜沢如一君と逢った。たがいに肝胆あい照らし、この再建に努力することを約した。
>
> そこで、筆の立つ彼にPRの方を担当してもらい、わたしは、もっぱら経済拡充と会の運営のうら方役をうけもった。
>
> おかげで会は大躍進をとげ、（後に）田村町に四階建てのビルを買うまでに発展、食養史上空前の隆盛時代をつくったのである……。（カッコ内は、筆者補筆）

食養普及活動に邁進

桜沢が三冊の本を出版した一九二八年（昭和三）初頭の社団法人食養会役員の顔ぶれは、次の通りです。

［名誉社員］　徳川達道、榊原昌造、坂本一

［特別社員］　生島五郎兵衛、大橋幸子、井上徳三郎、神谷鋳伊太郎、西端学
［有功社員］　棚橋一郎、三輪松次郎、角地藤太郎、宮田辰次郎、橘川光三郎、森友道
［会長］　岡部剛雄
［副会長］　飯田彬
［理事］　大城源三郎、梶塚錆太郎、細田多次郎、長尾収一、後藤勝次郎
［医務顧問］　江藤竜吾郎
［常務理事］　島田芳治
［監事］　桜沢如一（すでに一年前から雑誌の編集主任をしている）
［事業部主事］　林仁一郎

翌一九二八年（昭和四）には、北海道長官の澤田牛麿が、一躍会長に就任しています。ちょうどこの時期、前述したように、桜沢のセンセーショナルな三冊の出版があり、全国各地での彼の精力的な講演、食養指導相談会が開かれるようになります。桜沢は、一旦下火になっていた食養普及活動に、再び火をつけたと言えます。

そうした活動のほんの一例ですが、「食養雑誌」（昭和三年二月号（№２４２）に記載されている活気に満ちた「食養巡礼紀行」という記事を、紹介しましょう。

名古屋和田竹四郎氏方へついたのは午後一時、御実験談伺っていると後藤先生の足音……。先生は四日市で会員質問が月並み外れに多かった為に例外におそくなられたのであった。

つもる話がつきぬ間に御夕飯が出る。すぐ講演会場たる新愛知新聞社講堂に和田氏に伴われる。立派な講堂である。生憎師走の夜空は曇って雨さえ催して来たが、熱心な人々が見えたので和田氏の講演が始まる。

現代医学の排撃が凄い。次いで後藤先生の〈食養縦横無尽談〉、会衆はもう酔ってしまっている。その後をうけて小生の『日本精神の生理学』、ついうかうかと一時間。驚いて下段したが会衆が一向に立ち上がろうとしない。誰も立ち上がらない。これ程熱心な人々もないものだ。質問が始まる。みんな熱心に聞く。

私の傍へその時、六十がらみの独逸人の様な人が来た。ある女学校の先生だとの事。

『どうも只今のお話には恐れ入りました。私はよく外人と間違えられて困ります。其れがすっかり食物のおかげだと言うことが分かりました。

ドーも恐れ入りました。全く洋食ばかり食っているのですから……。食物のおかげだとは夢にも知らなかったのです。どうも、よく独逸人に間違えられまして……、いやはや面目次第もありません。ここへ一緒に来ている弟とはまるきり体質が違うのです。それもその筈弟はテンデ肉食はやりませんナ……いや実に恐れ入りました』（桜沢記）

六十がらみの独逸人の言葉が象徴するように、この当時は、知識人層ばかりでなく一般大衆の間にも、いわゆる西洋かぶれが広まっていただけに、桜沢の著わした三冊の著書が食養普及活動に大きく貢献したのでした。

『日本精神の生理学』の反響

西端と桜沢の共著『日本精神の生理学』が、当時いかに世間の反響がいかに大きかったかは、代表的三名の著名人の賛辞に読み取れます。三名のうち一人は匿名となっていますが、その賛辞を要約して紹介します。

①「原理日本」三月号に前の大谷大学教授井上右近先生が『日本精神の生理学』の批評を書いておられる。七頁にわたる長論文である。精神運動の指導に任じられる人々の間に我が食養道がかくの如く非常な歓迎をうける事は我々同人に取っては無上の喜びである。

②最近教育家某氏より『日本精神の生理学』を高等学校又は大学の教科書又は参考書に加え、歴史をもって国民精神教育を統一すると同時にこの生理学的日本主義をもって人類、生物学的国民知識の統一を企てる事を申し出られた。然し桜沢氏はこれを辞退し西端学老先生の二枚の原図を直接に使用されん事を切望されている。

③三月初めの「日本新聞」紙上に中山和漢医学研究所々長中山忠直先生が『日本精神の生理学』について長文の批評を発表された。我々同人は中山先生の公明正大なこの論文を、多大の感激をもって拝読した。

「高等学校又は大学の教科書又は参考書に加え」と教育家某氏が推薦しているとまで絶賛された『日本精神の生理学』。林順一郎主事にしても、「天下を救わんとするものは、全身全人格的に道を広めよ」と、自らの熱い想いを述べています。少し長くなりますが、当時の食養会の使命感や立ち位置、また時代空気をストレートに感じさせるものとして紹介します。

漢方医学に新しき研究を深められ、全く葬られたる偉大なる精神と優秀なる方剤復活の導火をつけられし先駆者たる先生は、すでに引つづき『日本に適せる衣食住』なる新著を物せられ食養道について深き理解を示され、殊に石塚左玄大先生について特筆大書、その偉業の開顕に努められている。

今また『日本精神の生理学』について、賛辞を惜しまれない。而も先生の御理解は単に筆の上のみではなく、実に先生の周囲を全て食養化せられているのであって、茲に至っては我々古く食養道を行く者は慙死せねばならない。

あゝ、古くさき食養家よ、天下人類の学たり、道たる食養学乃至食養道を食養会の専売特許の如く我がもの顔に振舞い、その真理を家伝免許の如く切り売りし、売り惜しみせんとする一部の狭量なる人々よ、卿等は似て非なる食養家である。否食養法を食い物とする食養家である。

　真に食養道をもって天下を救わんとするものは、即ち公明正大堂々と道を天下に広めよ。全身全人格的に道を広めよ。今や中山忠直先生の如き百万の援軍よりも力強き猛将がすでに一方の戦線に立たれ自ら敵軍を悩まし、又顧みて我々をはげましていられるのである。

『日本精神の生理学』については、実に各方面から甚大なる同情を寄せられ深き理解を示される。本会としては創立以来かくの如き出版物は全く始めてである。実に無上の光栄真に無上の喜びである。これ偏に西端学老先生の賜である。

　最近再び先生はすでに古希に達せられ、御閑居にも拘わらず食養道の為、日夕親しく御指導を惜しまれない。実に同人一同感激に絶えず、自ら奮起せしめられている。十年以前の本誌及び本会の盛況は主として西端学先生御一人の活動によるものであった事が、其の後の衰頽一向なりしと、最近の活気を呈し始めた事によって充分証明される。

　我々同行は汲めどもつきせぬ泉の如き先生

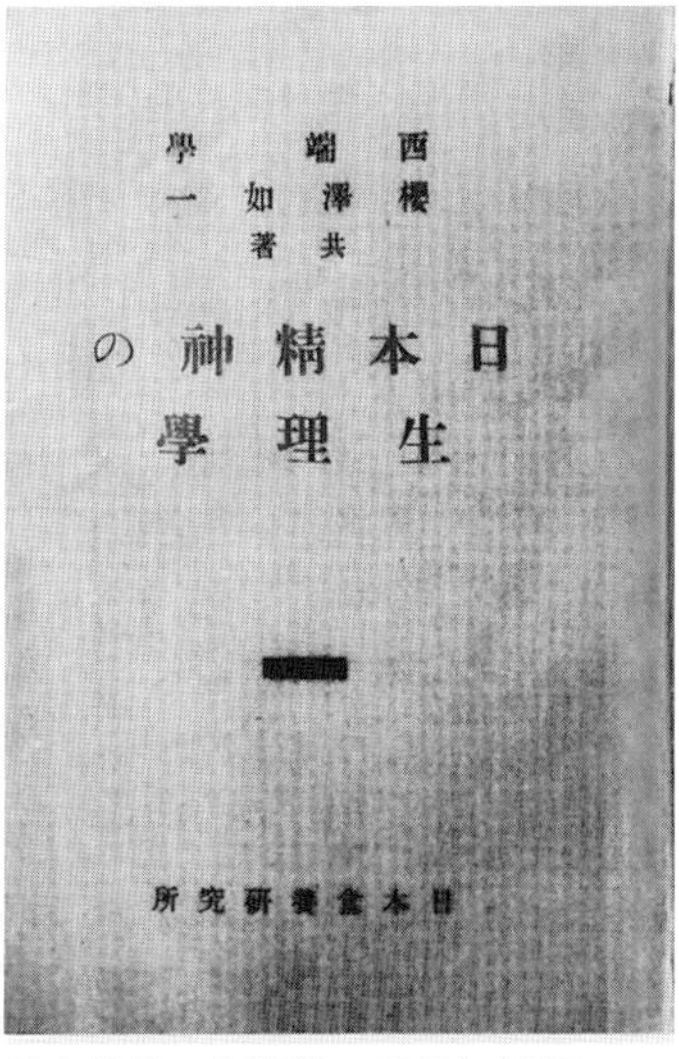

日本精神の生理学　1928年初版

の深き御研究を力の限り頂く事の出来る有難さを忝くなく思わねばならぬ老先生の全集、それは恐らく東洋思想の体系であり、科学を超越する東洋自然哲学全般の現代訳であろう――が、一日も一刻も早く刊行されん事を、西洋文化を唯一の人類文化とし西洋科学を絶対的文明の中枢と心得る誤れる現代改造のために切望する次第である。

（「食養雑誌」昭和三年五月号№２４５）

全国各地での食養研究会と講演

また当時、桜沢自らの思いを綴った『廻国修行手記』（『食養雑誌』昭和三年八月号№２４８）という一文もあるので、その一部を挙げておきます。

はじめにこんな歌を、彼は詠んでいます。

みちのくの　はてのうみべに　きはきつれ
わがゆくみちは　なほはるかなり
ゆきかず

四月から私は廻国修行の道に上った。これは私の日本における食養修行の上の最大の試みで、そして最後であろう。私はこれで、西は山口県から北は青森県まで廻った。この後四国九州を廻ればもうよい訳。その後は世界を廻るばかり。然しそれら全ては修行の為である。私は人の為に道を説いて廻るのではない。全く反対に、実は自分の為の修行である。

私はすでに今日迄に沢山の収穫を得た、そして得つゝある。各地の隠れた御同行から、深い教えを受けた事が大きい。それから昔の人々の廻国修行の精神を、しんみりと味わって来た。武蔵の廻国、芭蕉の奥の細道、蓮如上人、法然上人、日蓮上人等の巡礼の苦行を、おぼろげながら理解する事が出来る様になったと思う。

さらに北海道での桜沢による精力的な活動ぶりと、聴衆の興奮ぶりがいかに大きかったか、当時の「食養雑誌」（同年九月号№２４９）をもう一度覗いてみましょう。

札幌に於ける食養大講演会――俄然市民覚醒す――

澤田長官閣下及び令夫人御臨席

第一回庁立札幌図書館楼上にて、八月十二日夜七時より十一時迄、桜沢先生は詳細に食養道を宣説された、聴衆中に医師、看護婦、薬剤師数十名あり。即時入会者多数あり。

第二回札幌赤十字社支部楼上にて、八月十三日愛国婦人会主催。上流淑女十数名は桜沢先生の静かな御講話に時のたつのを全く忘れられた。御講話の終わった後は質問多く、余りの御熱心さに長官閣下御夫人より、改めて今一回開催方の御交渉があったので、直ちに第二回が催される事となった。

第三回札幌赤十字社支部楼上にて、八月十四日午後一時より、同じく愛国婦人会主催、桜沢先生の講話は益々佳境に入り、遂に午後六時に及んで止むなく惜しき終わりを告げた。此の日澤田長官閣下の御臨席を賜り、且つ講和後親しく食物療法実行についての御注意を、一同の聴講者に与えられた。

第四回小樽図書館にて、八月十七日小樽市教育界主催午後七時より開催、十時過ぎに終わる。聴衆は頗る真剣なりき。当夜社会事業家、膝付十一郎先生の入会を得たるは記念すべきものなりとて、桜沢先生の御喜悦大なり。

第五回札幌教育会館時計台にて、八月十九日札幌食養会主催にて午後七時より。最も盛大なりき。翌二十日よりは講習会。

以上、札幌に於ける十二日間に桜沢先生は講演会五回、講習会三日、而して開会時間以外は早朝より深夜に至るまで食物療法の指導を一般希望者に与えられ、御出発まで全く寸隙もなし、余も亦大いに力戦奮闘懸命なりき。（記録者・下河邉靖豊）

亡びゆくアイヌ民族についての考察

こうして桜沢は北海道における各地での活動の後、すぐさま白老村アイヌ民族視察のため、同月二十三日多数の食養会有志に別れを惜しまれながら出発します。

ここでなぜ、アイヌなのか？

桜沢が四年半後に『食養雑誌』（昭和八年二月号№３０２から六回にわたって）発表した「亡びゆく民族――アイヌについて――」という研究論文がありますよ、と言えば察しのいい人は、ピンとくるものがあると思いますが、参考までにその「はしがき」だけでも写してみましょう。

冷たい人類史の一頁に哀れを止めて亡びゆく民族、一つの民族の死、という大きな悲劇はシネマや三面記事の悲劇の様に一夜の夢の如く迅速には行われないが、数十年、数百年の間に展開されるので、その悲惨さがうすめられ、多くの人の心を痛めない。

然し人間の死、病を最も痛切に最も深刻に体験した者、その不自然なる死、不自然な生理、即ち病気を脱出する為に必死の努力をし、自然の健康の秘密に触れ、健康の幸福に勇躍する様に更生した者は、やがて眼界が広まり、自分一個を中心にした従来の苦しさ、欲（集）の世界から一歩離れ、家族から社会、国家から人類全体を達観する様な高いたかい立場に運ばれ、善と悪を超越した世界に入る。一つの民族の大きな死、滅亡と言う様な現象はそこへ達するまでに必ず眺めねばならない風景の一つであろう。

一つの民族の死！

一体そんな事が果たしてあるのか！

一体それは如何なる理由があるのか！

一体それは救う事が出来ないものか！

私は食養によって死から救われた。自分の体験を出発点として沢山の人々に同じ様な方法で死を免れる道筋を知らせ、同じような結果を得て、益々食養の原理に深い信念を確立した私は此の〔一つの民族の〕と言う大きな問題の真相についても、食養の原理を確かめて見たいと思ったので昭和三年北海道の会員諸君の後援を得て、旭川まで講演旅行を試みた。当時澤田会長が北海道庁長官であられた為に、色々な便宜を与えられたのは私にとって大変な喜びであった。（中略）民族を亡ぼす者、民族を興すもの、それは如何なる力であるか。人間を亡ぼし、人間を幸福ならしめる食養の原理は、民族の亡びと民族の栄えをも完全に説明するか？

ここに面白い問題がある。

この一文のあと、鋭い分析と真因についての試論が展開されていきます。まず、はじめにアイヌの人口減少問題に触れているのですが、これは現代日本の、いや世界の現状を考察し、人類の未来を展望する上においても、大きな示唆に富んだ問題点であると考えられます。筆者の指摘はここまでにして、さらに興味のある方は、本文を読まれることお奨めいたします。

巻1・第三章　参考資料

雑誌「よみがえり」

一九三八年（昭和十三）十月「食養」No.３７０号　参照

「未開人の精神と日本精神」桜沢如一著（大川周明の序文あり）

一九四三年（昭和十八）九月　無双原理（ＰＵ）講究所発行

『日本精神の生理学』西端学・桜沢如一共著

一九二八年（昭和三）六月初版、一九三九年に再版、一九四一年。日本食養研究所

「食養の生涯」林仁一朗著（沼田勇編纂）

一九七七年（昭和五十二）二月　林久仁於発行人　参照

「札幌に於ける食養大講演会」食養雑誌　No.２４９号　参照

『亡びゆく民族――アイヌについて』桜沢如一著

一九三三年（昭和八）二月「食養雑誌」No.３０２号より七月迄の連載論文（第一章〜第四章）引用

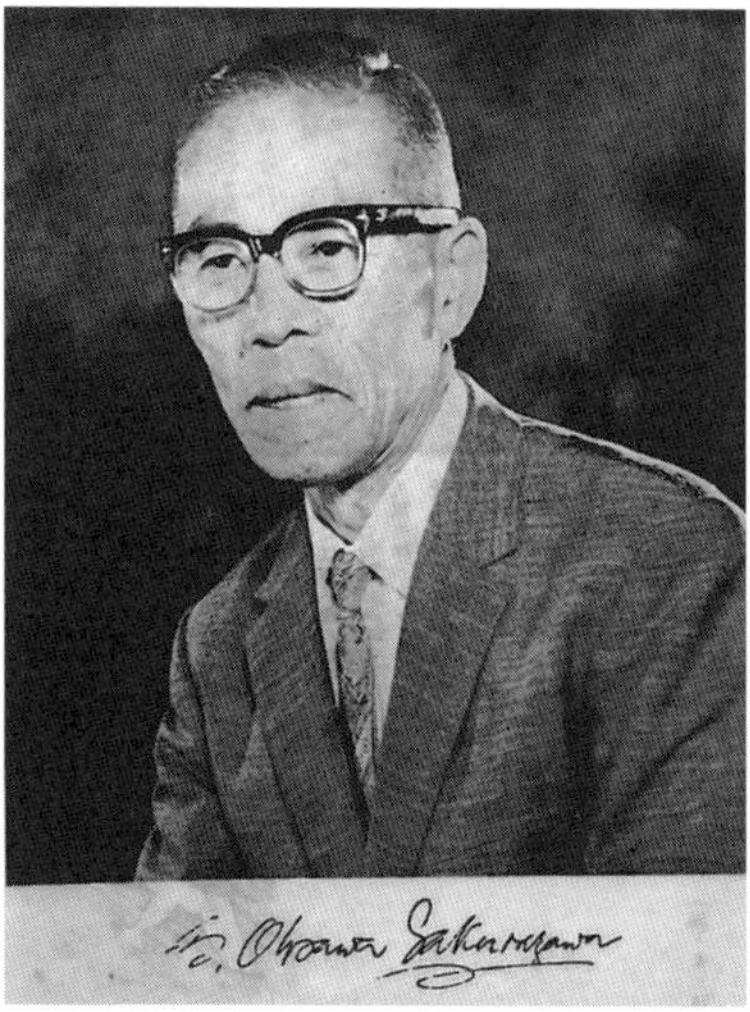

第四章

西洋文明への挑戦

——東洋医学実践の試み

桜沢の生来の熱い血潮はついに
日本脱出の行動となって現れます。
十数年来の生理学的、生物学的、
人間革命の成果を世界に発表すべく
悲壮な決意をもって単身パリへ乗り込んだのです。
桜沢は、どん底での苦闘の二年間を通じて
東洋の哲学と精神、そして食養への確信を深めていきます。

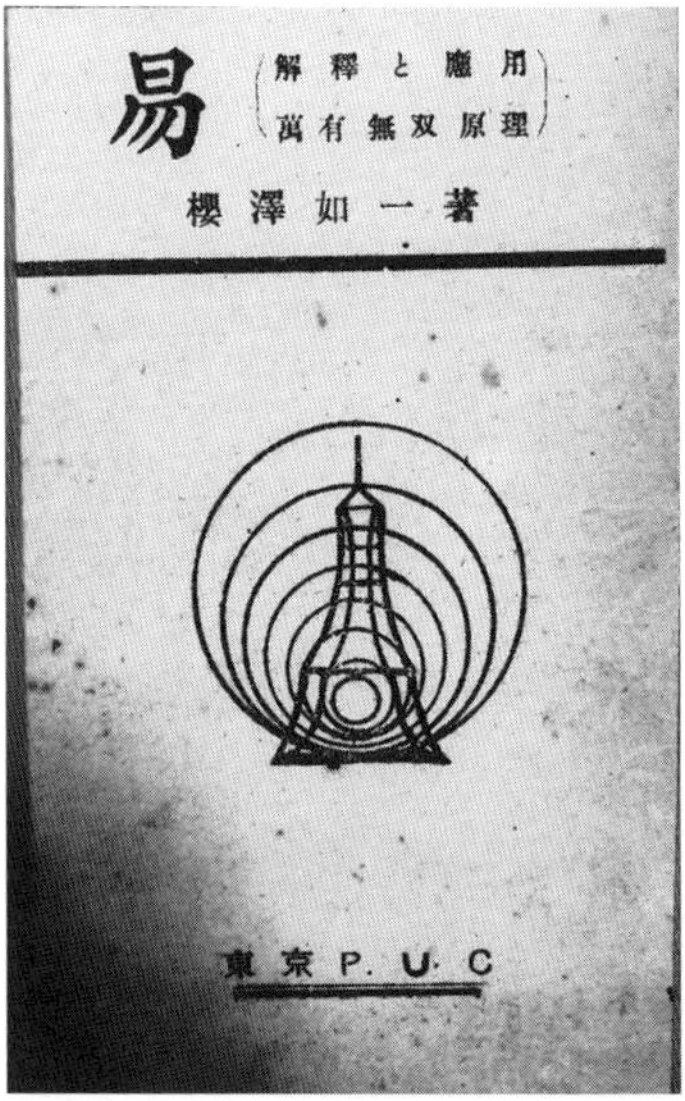

『易』　はじめはフランス語で出版。
この日本版は1946年のもの

日本脱出――パリでのドン底生活

日本国内での豊富な食養体験を重ね、八面六臂の活躍をしていた昭和の初め、ついに桜沢は自らの理論が西洋社会においても通用するのか、悲壮な決意を秘めて、独り旅立ちます。

「家財を売り放ち、蔵書も全部売り払い」、係累をも捨て「十数年来の生理学的、生物学的、人間革命の成果を世界に発表すべく欧州」へ向けて。この時、桜沢三十七歳、一九二九年（昭和四）の桜咲く春でした。

日本から離れる途中、高津夫人から頂いた玄米おむすびを食べながらの十六日間のシベリヤ横断の旅、そして、かねて憧れの地であったフランスのパリへ。

しかし、来てみれば現実のパリの街は、彼が思い描いていたような華やかさはなく、むしろ地味な街にガス燈さえ灯る、保守的な生活感に満ちていたのでした。

そんな中、どん底での苦闘の二年間の生活が始まります。まず生活の糧を得るための手段として、彼は東洋医学の鍼灸、日本の華道、柔道、俳句、盆栽、造園技術などの紹介論文を、得意のフランス語を駆使して各方面の雑誌社へ、売り込みをはかります。

当時、すでに「日仏文化協会」なるものはあったのですが、しかし、そう簡単に無名な一介の東洋人の書いた原稿が、生活を潤すほど売れるわけがありません。また、日本文化を受け入れてくれる素地が、フランスをはじめヨーロッパにおいては、まだ極めて希薄で、たとえば医学の世界においては、精神療法やホメオパシイ療法がさかんになりつつあると、このように報告しています。

従来の化学的或は物理的療法は、新薬新法益々出でて止まる処を知らぬ有様でありますが、面白いことに一方では、フロイド氏の主唱による精神分析学を応用する精神療法が益々盛んになって来る傾向があり、その上食事療法を専ら行う医師も増加してくる傾向が、著しく一般的なのであります。

然し、その実地を子細に調べてみますと、我が食養道とは事異なり、何等科学的実証的根拠なく、実に気の毒な程薄弱なのであります。最も、ホメオパシイ療法と申します丁度漢方によく似たやり方は、大変科学的に研究を進めまして、その元来の民間療法的素性を現代化する事に努力しています。

このホメオパシイは目下、フランスでは開業医全体の三分の一以上、二分の一位までを会員とするホメオパシイ協会の人々によって行われ、且つ理論的研究を進められています。パリの市中に散在する薬局もホメオパシイ派が甚だ多く、而もその店頭は常に来客が絶えません。アメリカで千客万来の薬局は、ソーダ・ファウンテンやアイスクリーム等を売る店ですが、パリで繁盛しているのは中将湯式のホメオパシイの煎薬を売る新しい店です。

このような状況で、必ずしも桜沢が目指す作業に直ぐ手が付けられる状態ではありません。そこで彼が「小手調べに」とった行動は、「昭和四年八月パリから三時間余りの、シュヴルーズで開かれた国際平和大会の食物研究部に入って、ボツボツ食物療法を試みる」ことでした。

「結果は予想外に良好で、指導を求める人々に忙殺される程になり、大衆を相手にすることは、日本同様、否日本以上に容易である事を確かに認めたのですが、本来の目的が大衆相手に食養療法を広めたり、金を儲けたりすることではなく、もっと大切な大事業であるため、気の毒ながら一か月間のキャンピングで親しくなった十六か国の欧州人を振り切って、パリへ帰って、すぐに宿を替え住居を分からないように」しなければなりませんでした。（『日本及日本人』より）

しかし、この時の参加者の中から僅かながら二、三人の理解者とその人たちの協力を得て、本来の目的に専心することが可能となったのです。ところが、また一つ厄介な「一大困難が出現」してしまいます。

これら熱心な協力者の人たちは、一般の欧州人より程度の高い知識を持ってはいたのですが、東洋の哲学・精神をまったく理解できないと嘆いています。

私が東洋医学を深く説いて行って、哲学の範囲へ入るともう理解力を欠くのです。〔未病を治す〕

位の事は予防医学に似たものだろうと辛うじて理解しますが、例えば、〔養生とは養生の心を有たざる事なり〕とか、〔朝に道を聞いて夕べに死すとも可なり〕、〔惑病同源〕、〔物心一如〕、〔色即是空、空即是色〕などとなるとテンデ分かりません。分からないので噴き出してしまいます。

そこで〔下士、笑わざれば……〕等ときめ込んでいられない立場で御座いますから、かなり苦労いたしました。彼らは西洋では上士、上々の士で、最高知識階級の代表者であり、科学の専門家なのであります。彼らにこれをわからせねば西洋食養道普及は全く絶望で、渡欧の目的を失う事になります。

（『東洋医学の世界的使用』より）

東洋医学の効用と役割

そこで桜沢は、なおも熱心に東洋の精神について、解説を試みます。しかし、見える世界だけに固執する彼らに、いかに丁寧な説明をしても見えない世界の話は、容易に通用しません。

やがて桜沢が気づいたことは、西洋思想、ないし西洋文明と呼ばれているものの本質がいかに単純であるか、ということでした。つまり、西洋人の思考原理は、あくまでも見える世界だけを対象に科学的手法、C・G・S、即ち長さにセンチメートル、質量にグラム、時間に秒の三つの単位を用いて無限大の宇宙をはかろうとするもので、所詮それは無理難題なこと。そのことをまず彼等自らが理解しなければ始まらないということでした（ちなみに現在国際的にはC・G・Sの三つの他に、電流（アンペア）、熱力学温度（ケルビン）、光度（カンデラ）、物質量（モル）の四つの単位が加わっています。筆者註）。

つまり桜沢は、唯物思想に囚われた科学的手法の不完全さ、限界を認識し、たとえ西洋哲学、または西洋形而上学と言われる学問であっても、それは科学の一部、または分析科学の綜合に過ぎず、生命体としての全宇宙の根元を探るには、限界があることを真に理解してもらわねばならない、ということを痛感したのです。

そのためには、やはり東洋医学の出番が必要であることを、桜沢は悟ります。

西洋人は精神界を認める能力を殆ど欠いている為、精神界の住民たる東洋人の思想を掴むことが出来ませんが、肉体の病気を救ってもらえば、その優越をボンヤリとでも悟ることが出来ましょうし、東洋医学の優秀が少しでも分かれば、その根本たる東洋精神、その権化、東洋哲学―仏教や易、儒道、ひいてはその集大成たる大和民族の〔まこと〕（神）の偉大な高峰を（よし登ることは出来なくとも）望むことは位出来るでしょう。

それ故に、「東洋医道の西洋進出こそは重大な意義を持っております。これなくしては、あらゆる東洋文化の西洋輸出は一切、無用の努力となってしまうものであると私は確信致します」

（前掲、同論文より）

こうして桜沢は、さらに西洋人の思考方法についての特色を、我ら東洋人と比較対照しながら研究、同論文の中で述べていきます。

東洋と西洋は別世界――比較文化論

西洋人のものの考え方が、東洋といかにかけ離れているかを、桜沢は具体的実例を挙げています。その中の面白いいくつかの例を紹介しましょう。

第一に先ず西洋人には上下観念、尊卑観念がありません。霊界を見る力がありません。精神界を生活する力を、忘れてしまっています。要するに実践理性批判、価値批判の能力が殆ど喪失したのか、まだ発達しないのか、とにかく欠けています。卑近な例を申し上げましょう。

私はパリで、或る法学博士の宅に室をかりて、二年間暮らしました。主人の名をポール、息子の法学士をジャック、夫人をジャンヌと呼びました。御飯の時に、夫人が階下から大きな声で怒鳴ります。（私はこれを二年間、聞くたびにおかしくて仕方が御座いませんでした。）

『ポール、ジャック……ポール、ジャック……ジャコウ……』

階上から主人と息子が、

『ハーイ』、『オーイ』と返事します。

主人が妻を呼ぶ時に、

『ジャンヌ！』と言うのは勿論ですが、

息子のジャ公も同じ様に『ジャンヌ！』と呼びます。

『お母さん』とか、『お父さん』とか『ご主人』とか『旦那様』とか、『あなた』とか言う様な言葉がないのであります。殊に面白いのは、息子のジャ公が父を呼ぶ時です——

『ポール！　——オーイ、ポール』とやります。

父はそれに答えて、

『何だ、ジャック』

ポールはポールで、ポールさんでもお父さんでもなく、ジャンヌはジャンヌで、ジャンヌさんでもお母さんでもない……のであります。つまり、そこに上下の差別がないのであります。尊敬と親愛と、軽蔑の別がないのであります。まして、その尊敬に色々の段をつけたり、その親密さにもいろいろな敬意を含めたり、いろいろな程度な軽蔑を包含させたりするなどと言う事は、想像も出来ないらし

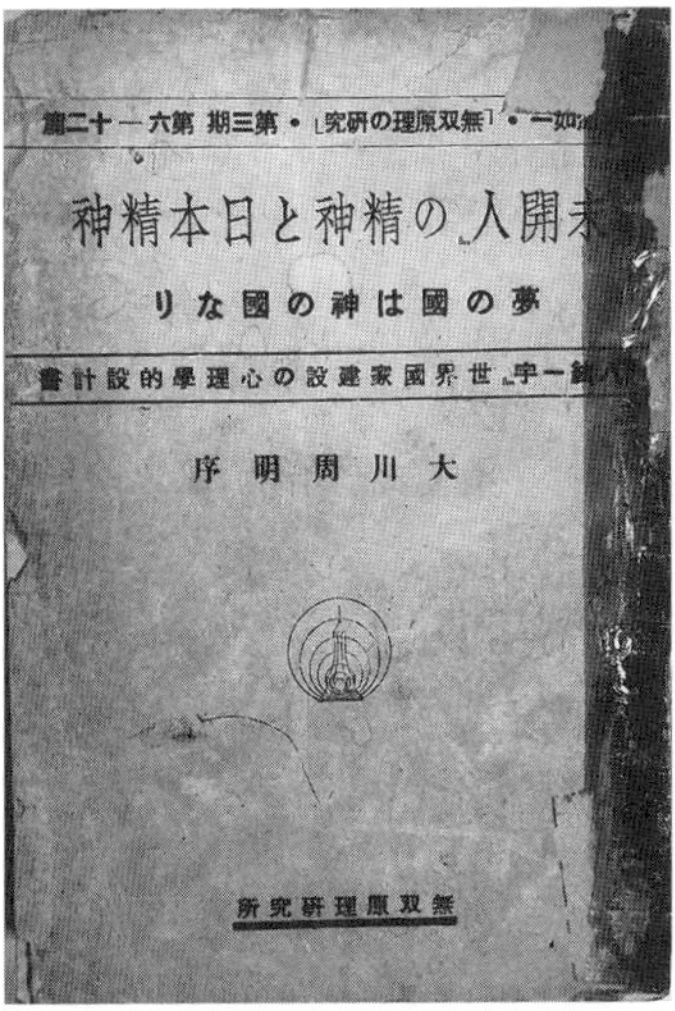

『未開人の精神と日本精神』　昭和18年出版（大川周明の序文がある）

いです。

これは私共から見れば平等でなく、其の分別がないのであります。彼等から私共を見れば、眼に見えないものを見ている様に思っているのですから。

〔妻〕と言う意義に価値批判を働かせて、奥、奥様、御奥様、新造、御新造、御新造様、家内、御家内、御家内様…女房…令閨、夫人、女御、……等と数十通りに使い分ける我々は、フランスへ行くと、そのいずれかを意味するにもマダム（又は、ファム即ち女）と言う言葉だけしかないので、始めは一寸困ります。女中にでも、乞食にでも、大臣夫人にでも『マダム……マダム』です。名は呼び捨てです。ムシュだのミスターだのをつけるのは他人流儀で、実は余り流行しない事なので御座います。

さらに桜沢は念入りに、西洋人の名前の数の少ないことについて述べていきます。

そこで西洋人の名を少し調べて見ますと、三百六十余しかない事が分かります。エミール、ウイリヤム、アントニー、ヴィクトル、モーゼ、ヴァレンチン、トーマ、フランソワ、ジョセフ、ベンジヤミン、テオドラ、ポール等は最もよく見うけます。

これが暦を見ると、みな書いてあり、例えばエミールは一月五日、ウイリヤムは一月十日、アントニーは同十七日、トーマスは三月七日、と言った風に日が定まっています。それで子が生まれると、その日の名をそのままつけたり、或は他の好きな人の名をつけたりしますが、何れも〔名の日〕としてその日を毎年祝う事、誕生日を祝う通りで御座います。（名には勿論、何の意味もありません。姓名学などと言う様な事は、とてもあちらの人には分かりません。）つまり、名は元来、その生まれた日付けを示すだけのもので、「何月何日」などと言う名は流石に西洋人にも面白くないと見え、これに昔の名高い人の名を当てはめて、代用するのですから、西洋人の名は番号だと思えば間違いありません。

　番号でも人間が多くなると、三百六十位では人違いがよく出来ますから、今度は二つの名を選んでつける事にしたのです。例えばジャン・ジャック・ルソーとか、ジャン・ジョセフ・アランジイとか言う様に。——番号が一、二、三……九で足りねば、更に十一、十二……とする様な訳です。番号ですから之を尊敬するの、軽蔑するのと言う意味が、あちらの人々には分かりません。〔オイ、六番〕〔何だ、九番〕で通ります。

　東洋の〔父〕とか〔母〕」とかと言う言葉は、西洋の〔父〕とか〔母〕とかいう言葉に当たりはしますが、その内容は全く違います。こちらでは尊敬すべきもの、慕わしいものと言う心持が浸み出しています。あちらでは〔父〕とか〔母〕とか言っても生まれた年月日の前後を意味するだけで、番号と同じ精神です。だから、我われが〔父〕と言っても、〔神〕と言っても、〔陛下〕と申しても、彼らは〔五番〕「七番」〔九番〕等と解しているのです。日本人は番号でも呼び捨てにしかねます。〔××さん〕〔御一番さん〕等とよくやります。

ここに西洋人と東洋人が全く別の世界の人間であると言う事が見られます。

だから西洋人の〔神〕とか〔神聖〕とか、〔造物主〕とか、〔天国〕とかと言う言葉を借りて、我われの〔神〕〔神聖〕（ジヴィニテ）〔天〕等と言う観念を説こうとしたら、大変な誤解を起こします。

例えば、死者に礼をつくす、先祖を祀る、殉国の士を神として尊敬する如きに至っては、もう迷信度すべからざるものと思われるので御座います。死者は存在せぬもの、分解して無機物に帰れるものに対し、食物や花を供える事さえ了解されない。それ程ですから、愚劣蒙昧と言うより外はないのであります。

この辺の実例につきまして最も面白い、最も確固たる証明は、仏国哲学会々長ソルボンヌ大学名誉教授レヴイ・ブリュール氏の『原始民族の心理・宗教・社会』と言う大著であります。この本を読めば、如何に西洋人は東洋人の精神生活を理解しないか、（その為に東西の衝突が起こる。東洋の平和はこの西洋人の無理解無能の為に攪乱されている）と言う事が明白に分かります。これは是非日本人全体、凡そ現代の空気を吸わん程の人は全て読まねばならない本であると確信致しますので、私は之をレヴイ・ブリュール氏の承諾を得て翻訳し、その出版を高島米峰先生や、加藤玄智先生にご配慮願っております。その紹介は今春の『日本及び日本人』に掲載して貰いました。

ちなみに桜沢が翻訳した『原始民族の心理・宗教・社会』は、当時著名な日本人思想家、大川周明がその序文の中で、次のように好意的に紹介しています。

> いま日本は大東亜圏の建設者と、多くの異民族をその指導下に抱擁することとなった。そのうちには多くの〔未開人〕が居る。彼等に対する我等の態度は、まさしく神武天皇即位詔の精神に則るべく、断じて西欧植民政策の轍を踏んではならない。而も彼等を愛撫し善導するためには、まず彼らの心性を正しく知らねばならぬ。長き鎖国の間に助長せられたる日本民族の島国根性は、往々にして自己の尺度を直ちに他に適用し、自己の好悪を無理に他に強要せんとする傾きがある。我等は斯くの如き偏狭独善より来る〔善意の悪政〕に陥らぬように、常に反省し警戒せねばならぬ。
>
> 桜沢氏の『未開人の精神』はフランスの名高き学者レヴィ・ブリュールの「Mentalite Primtive」の見事な紹介並びに批判である。

大川周明からこの序文を頂いた桜沢は、『未開人の精神と日本精神』と改題した上で、当時、滋賀県大津市内にあった双原理講究所から出版しています。

なおこの頃、満州事変（昭和六年九月十八日関東軍の謀略によるもの、柳条湖事件とも呼ばれる）に端を発した日本の戦時体制が韓国、中国への進出で深刻化する中、食養関係者、とくに桜沢の発言と活動は世界の動向を熟知するだけに、微妙な立場に立たされていきます。

参考までに当時の世相の一面を『「昭和二万日の全記録」2集――大陸にあがる戦火――』（平成元年、講談社発行）から、始めの方のページを紹介しますので想像してみてください。

田中義一内閣が倒れた。若き（昭和）天皇の叱責（関東軍による張作霖爆殺事件についての陸軍に対する政府の手ぬるい処分に、天皇からの〔このままでは済まされぬ〕という田中総理への直言に驚愕辞任したのである。かわった浜口内閣は緊縮財政と、金解禁で日本経済の再建を目指した。然し、四年の秋、ニューヨーク株式の暴落に端を発した世界恐慌の波は日本を激しく襲い、金解禁実施が拍車をかけた。未曾有の大量失業者、限りなく疲弊する農村、不振を極める中商工業。エログロにおおわれた街に、古賀メロディが流れた。

重苦しい雰囲気のなか、エノケンやエンタツ・アチャコが新しい〔笑い〕を誘い、国産トーキー映画が誕生、特急〔ツバメ〕が快走し、早慶戦に人々は熱中した。厳しい弾圧下、活気ある労働争議・小作争議が頻発した。女性たちの政治的経済的な地位向上を願う社会進出も目立った。重い雰囲気と、明るさと、活気と熱気がないまぜになって若き（昭和）天皇は恐怖を初めて体験する。

浜口首相が東京駅で右翼青年に狙撃された。政党政治の危機が深刻化するなか、軍部・右翼の不気味な動きが新たに始まっていた。六年九月十八日、大陸に戦火があがった。〔十五年戦争〕の幕開けとなる満州事変の勃発だった。

この十五年戦争が始まる二年前（昭和四年）には、小林多喜二によって資本家と未組織労働者の過酷な対立を描いた『蟹工船』という小説が、プロレタリアの文学雑誌「戦旗」に発表されています。そう言えばここ数年、この小説が手ごろな文庫本の形で、太宰の『人間失格』や『走れメロス』、または坂口安吾の『堕落論』などの作品と一緒に書店に並び、店頭を賑わしているようです。なぜ今頃、『蟹工船』なのか。読んでみると解るのですが、現代の格差問題に揺れる労働事情が、当時の状況にかなり類似しているように見えてくるからかも知れません。

「異郷に戦う」——巴里在住・桜沢からの手紙

ここでいったん話を戻して、再びフランスでの桜沢のシビアな生活を窺がわせる「異郷に戦う」という手紙（多田仁氏に宛てた私信）を紹介して、桜沢の奮闘ぶりを見ていきましょう。

> 御手紙をありがたく拝見致しました。貧苦のドン底にいて西洋科学と戦っている私には、殆ど故国の音信が絶えて聞こえませぬ。皆御忙しいのでしょう、新聞も見ませぬから何も知りません。御手紙で色々な事を知り驚き、且つ嘆くのみです。
>
> 貴下のご奮闘、菊本先生の御努力、蒲田氏の御後援実に感謝に堪えません。私も早く効果を収めたいと思って焦っておりますが、仲々大事業ですからそうは参りません。只出立前の信念は、愈々

確実性を加えて参りました。——実は日本新聞主筆若宮先生の如き西洋通の方さえ、この私の暴挙には聊か不安を感じておられた様でした。先生の不安は、私にとっては大なる打撃でした。——然し、今日私は愈々私の取ってきた途が最も正しかった事を、二年後今日確認しました。私は最も困難なる問題を選びました。即ち西洋科学及び哲学が、不可解と諦めている難問題を——例えばデュ・ボア・レイモンの〔宇宙の七不思議〕、ニュートンの引力、ベルグソンの飛矢、蜂巣の如き衆知の問題——を取って之を解決しました。医学の如き科学の枝葉を狙わず、科学の中枢を討ったのです。将を射んと欲して、将を射たのです。

私は其の的中を確かめました。もう周囲のフランス人の抗議は、無くなりました。ただ西洋は極めて保守的な処で、日本の如く万事が走馬灯式には回転しません。——例えば私の住んでいるこの巴里の中心、ラタン区にはまだ石油ランプを使っている店があります。私の住んでいる家は法学博士、弁護士ですが、令息の文学士の室には二つの据えランプが今なおおいてあります。従がって若い学徒は振るいません。学者はすべて老人です。七十才以上の教授がソルボンヌで講義をしているのです。その上概して、例外なく、西洋人は唯我独尊ですから、私の意見を認める迄にはなかなか時日を要しようと思われます。

先般、田中館愛《あい》橘《きつ》老先生が御見えになられました時、私の論文の一部を御目にかけましたら、そういう御意見をやはり洩らして下さいました。

然し其の時の来る迄待っていては餓死しますから——二年間人間の食うものを頂いてはいない

ので、すでに余程身体を痛めてしまいました。──春には帰る予定で、只今その旅費調達の為に馳せ廻っている処です。──論文はソルボンヌ大学に提出致しました。──やっと二、三日前にそのタイプライテングを終わったのです。火のない寒い室で、長い間毎日十四時間タイプを打ちつづけた記念に、指が十本とも凍傷で屈伸自在を欠くようになりました。

十の指十ながら皆凍傷しタイプライターはかどりかねつ
十の指腐れ落つるともこの文を打たでや止まむ夜も昼も打つ
凍傷の痛みはたえて打ちをれど指のはこびのをそさ口惜しさ
凍傷に破れただれてみぐるしくなりにし指を抱きつゝ寝る
両脇に凍傷の指ぬくめつゝ寝入りしまゝに今朝も覚めけり
武士の心は矢竹早なれども凍えし指の利かぬ口惜しさ

手紙をかくのも困難です。然し、此の論文の序に古代東洋哲学及び科学の起源伏犠の易を、論じる事が出来たのは愉快でした。
四月頃には、帰りたいと思っています。何れお目にかかる時がきましたら、くわしくお話し申しましょう。同か御身体御大切に願います。蒲田氏、菊本先生に、呉々もよろしく御伝え下さい。
早々
（昭和五年十二月三十一日、於巴里）

（**田中館《たなかだて》愛橘《あいきつ》**　地震学者であり、また日本に於けるメートル法の導入に貢献した東京帝国大学名誉教授。当時パリで開催されていた何回目かの万国度量衡会議にアジア代表として出席していたらしい。筆者註）

この手紙の中に述べられているように、異国の厳しい生活環境の下で桜沢はようやく「私は少年時代から易が好きであった」で始まる、あの有名な「東洋哲学及び無双原理・易」（仏文）を巴里のヴロン社から翌一九三一年（昭和六）七月に出版。翌七年には日本文化の香りを伝える『花の本』も同じく仏文にて出版、本格的な西洋文明への挑戦を開始したのでした。

そしてこの時期、（同年八月二十七日）日本に帰った桜沢は、東京丸の内電気倶楽部に於いて、概略次のような講演を行っています。

「東洋医学の世界的使命」について（講演）

西洋の絢爛たる文明は科学と言う大基礎工事、根本的構造に拠って立っておりますが、それが全部であってそれ以外には何物もありません。純然たる物質文明――即ち〔物明〕であって、断じて〔文明〕ではありません。西洋哲学さえも、この〔物明〕の反映であって唯物的であります。

西洋哲学の最高峰カントの哲学の如きも、東洋哲学から見れば甚だ唯物的で形而下学的で、辛くも東洋哲学の山麓に過ぎません。そこからはまだ東洋哲学の最高峰は精神界の雲に隠れて臨む事が出来ません。而もその山麓に辿りつく事すら全く稀有の事で、カント以来カントに追い付くものがない事がそれを証明します。

　カントは哲学が将来この山麓を出発して、愈々形而上学の最高峰の剣を分け登るべき事を遺言して死にましたのに、誰一人としてその意志を継ぐ者がありません。意志を継ぐは愚か、その遺産を捨てて形而下学の方へ逆戻りをしてしまいました。

　かくて西洋哲学は余りに形而上学の山麓を遠ざかり過ぎて、元の平野に帰ってしまいました。がその為に却って遥か彼方の空、白雲の上に聳える最高峰の雄姿を望む事となり、思わず詠嘆の叫びを発しました。それがベルグソンの直観哲学であります。これは真の哲学、即ち東洋哲学の〔望遠〕、〔詠嘆〕であります。ですが再びその平野を出発して雲間に聳える最高峰の雪を踏まんとするには、余りに遠く余りに確信がありません。ベルグソンは老いたり、アンリ・ポアンカレは死し、今や遥かなる彼方を望む人は絶えてしまった様であります。

　西洋〔哲学〕からしてが、この始末ですから西洋医学などは問題になりません。ただ僅かに実証的な根本的科学、物理化学に拠って立っている一非科学であります。私は西洋医学の非科学性を示す無慮無数の例を上げる代わりに、もっと進んでその基礎科学たる物理化学の欠陥を示し、唯物主義の全般を否定しようと思います。（これが私の西洋科学他流仕合武者修行であります。）

　第一に化学であります。

$2H_2+O=2H_2O$

この方程式は化学の入門第一歩でありますが、この〈水素に酸素を加えると水になる〉と言う事程大きな欺瞞はありません。純粋な水素と純粋な酸素は、絶対金輪際化合しません。必ず第三者の強い鎖がなくてはなりません。

（昭和六年〈一九三一年〉十一月号〈食養雑誌〉№２８７「東洋医学の世界的使命２」より）

この話はいささか長くなりますので、ほんのさわりの部分だけを紹介いたしました。なお、これらの話の続きについては、前掲の「食養雑誌」昭和六年度版、十・十一・十二月号に、それぞれ採録されています。ご参考まで。

巻１・第四章　参考資料

「東洋医学の世界的使命」桜沢如一著
一九三一年（昭和六年）度（合本）「食養雑誌」
十月（№２８６号㈠）十一月（№２８７号㈡）十二月（№２８８号㈢）引用及び参照
「昭和二万日の全記録」（第二集）
一九八九年（平成元年）講談社発行　引用及び参照
「異郷に戦う」——桜沢からの手紙——
（昭和五年十二月三十一日於巴里）引用

第五章

桜沢、年に一度の帰朝

——往復三か月、滞在一か月から三か月間——

一九三一年（昭和六）に帰朝した桜沢は、
参謀本部や軍令部、また国内各地で数か月にわたって
精力的に講演を行っています。
そして当時とその後の日本を暗示させるようなことを
「食養会改造私案」のはしがきに記しています。
「帰ってみると日本は悲しい国だ。
全ての日本人が興奮している。悲壮な顔をしている。
皆心配、不安、にかられている面持……」
「二・二六事件」（昭和十一年）を境に
軍部の力がますます強まっていきます。

昭和初期の国内外の情勢

石塚左玄が亡くなって二十余年、さらには西端学の死去（昭和九年四月）によって、日本の国内における食養運動をとりまく状況は、依然として明治維新以来の文物両面にわたる急激な西洋化と、またその反動の荒波の中で危うい舵取りを強いられていました。

しかも外地中国においては、すでに数年前から南京に蒋介石の国民政府、広東には汪兆銘の政府の二つが争っていて、他方、党の指導権を握った毛沢東率いる共産党が、各地において新たな勢力として台頭しつつありました。

そんな中、日本の関東軍の強硬派は天皇の心配をよそに、満州国の独立を目論み始めて行きます。しかし、これはやがて中国国内の若者達からの反発を招く結果となり、世界の目が日本に対して厳しく注がれるようになって来ていました。

そして間もなく、いわゆる上海事件（一九三二年一月＝昭和七年）が発生します。これは先の満州事変と同様、明らかに日本軍による謀略で、世界の注目を満州から逸らすための巧妙な作戦だったのです。このことは後々（戦後、東京裁判のとき暴露され）わかったことですが、当時は日本人に対するとんでもない殺人事件（二人死亡、三人重傷）として、日本軍が上海付近に対峙していた中国軍を撃破するための格好の口実となったのでした。

上海派遣軍の司令官には元陸相の白川義則大将が任命されます。「あまり戦線を拡大しないように」との天皇のご意思と犬養首相の意を受けて、三万からの兵を送り、瞬く間に上海を包囲していた中国軍を追い払い、国際連盟の総会が開かれる直前に、東京の参謀本部の「南京攻略せよ」の追撃命令を断固拒否、停戦命令を出したのでした。

しかし、このことは国際連盟から好印象を得ることはできたのですが、皮肉にも一か月後に上海の北部公園で行われた停戦調印式の時、反日の朝鮮人が投げた手榴弾によって白川大将は死亡、重光葵（後の外務大臣）は右足を失うという悲劇に見舞われたのでした。

一方、国内においては、なおも血気にはやる陸軍や海軍内部の強硬派が、なぜ勢いに乗じてさらに南京まで進行しなかったのか、停戦協定を結んでいい気になっていると、昭和六年十二月若槻礼次郎内閣から代ったばかりの犬養毅首相内閣に対して、強い不満を募らせて行きます。

そして不満の矛先は、血盟団による井上準之助前大蔵大臣や三井合名理事長等の暗殺へと発展、ついには犬養首相までが殺害されるという最悪のシナリオ描く五・一五事件（昭和七年のクーデター）へと連動して行ったのでした。

事件の主役を演じたのは主として海軍々人で、軍法会議での判決は首謀者の二人に対して共に禁固十五年、もう一人は十三年、無期懲役は一人、残り全員が無罪というものでした。

当時、「軍神東郷」と言われた東郷平八郎は、これらの事件をあたかも肯定するかのように「この士官たちの志は十分にわかっている」と発言、それに対して天皇の側近、鈴木貫太郎侍従長だけは、次のような勇気ある批判発言をしたと言われています。

「軍人がだんだん政治に干渉し、政権に乗り出す機運がさかんになってきている。それに邪魔になる人間をどんどん犠牲にする世相になって、犬養内閣も結局この災いにかかったのである。」

その原因の一つは、満州の独立工作に対して犬養が反対をしていたためでもあったが、政友会の中での激しい勢力争いも含まれていて、その一味が「軍人と結託して」、ついにあの暴行事件を起こしたのである。「その後の始末に至っては、なんとも遺憾極まりない。」など強気の発言が、またも昭和十一年の二・二六事件へと繋がっていく事になったのでした。（半藤一利著『昭和史』参照）

桜沢と食養会の動向

桜沢の足跡を追いかけましょう。

彼はこの頃ずっと日本にいたわけではないのですが、前述のような国内外の状況をよく把握していて、一九三一年（昭和六）に帰朝したときには、参謀本部や軍令部、また国内各地で数か月にわたって精力的に講演を行っています。

それらの講演内容については当時の「日本新聞」に発表され、桜沢の帰仏後、渡辺氏によって纏められたものが、文章院から小冊子として発行されています。題名は『白色人種を敵として』という、いかにも時代を反映した勇ましいものです。

その内容は徹底した西洋思想と東洋思想の違い、明快な比較論といったもので、必ずしも西洋人に対して挑戦的な内容のものではありません。本当の意味での東洋思想の優越を説きながら、逆に東洋人の西洋思想に対する早とちりの理解、誤解を指摘、ある意味東西の識者（とくに指導者）に投げかけた桜沢渾身の「警世の書」と言っても過言ではないでしょう。この小冊子（講演録）は発行後、軍部によって三万部も買い上げられたと言われています。

なおこの題名の付け方については、これはあくまでも筆者の推論ですが、当時の軍部への配慮から渡辺氏が提案した表題を、後に桜沢が容認したのではないでしょうか。

その後再び、桜沢は帰朝します。当時の危なっかしい足取りの食養会をみかねて、また熱心な一部の人達からの要請に応じて、彼が次のような一文を「食養雑誌」（昭和八年十二月号№３１２）に寄せているのを紹介しましょう。

「食養会改造私案」

(1)はしがき

帰ってみると日本は悲しい国だ。全ての日本人が興奮している。悲壮な顔をしている。皆心配、不安、にかられている面持。私の会った若い人々は皆、共産主義者か、国粋主義者か、或は（面白い事に）一人で両方だ。

二、三年前は何処へ行っても西洋のエラサ（偉さ）のオンパレードだったが、今日は何処へ行っても日本のエラサのオンパレードだ。何を聞いても日本のエラサのレヴューとジャズだ。しかもあらゆる店頭には婦人洋装の陳列があり、あらゆる街にカフェ（フランスなんかに決してないカフェ）がある。

帰ってから二、三週間も経たない間にヤレ図書祭、ヤレ児童栄養週間、ヤレ眼の健康週間、ヤレ精神作興週間、ヤレ商品祭、ヤレ交通デー、サービス改善デー、事故防止デー……、朝から晩まで〔週間〕騒ぎ、お祭り仕掛け。何のことはない日本全体が異状を呈している様にしか、静かな外国から帰ったものには見えない。

そこで私は一日も早く、またあちらへ帰ろうと決心した。私なんかのグズ々々している国ではないと思った。おそくとも十一月十二日に立ちたいと思った。（それは出来なくなった）しかし講演や研究会は断然やらない事にした。そんな幕じゃない。

東京のまん中に玄米食堂が二つも三つも出来ている。無砂米は何処の市場でも売っている。多くの医者が皆半搗米をすすめる。もう食養会は不用ではないか。日本人は皆国粋主義者になっているではないか。食養道を説くまでもないではないか。

小学校の門前に立って見ていると、小学生で弁当を家からもって来ないのが大へん多い。皆ジャム付のパンを五銭で買って行く。病院の門前に立って見ると大入り満員だ。ことに精神病院はヒドイ。売薬の広告は全ての他の広告よりも多く大きい。悪食者邪食者は、皆天網に洩れず苦悩を受けている。食養道は亡びない。まあまだ暫く山の中へ隠れるんだと、こう思って帰って行こうとする私に、食養会改造案を要求する人がいる。私は長い間食養道に奉公した挙句、あらゆる方法に愛想をつかして挺身、乾坤一擲の試みをする積りで欧州へ渡ったものだ。私が日本で五十年や百年働いても出来ない様な事を、比較的短時日に遂げようと言う計画を立てたればこそ、私はあらゆる犠牲を払って欧州で努力精進しているのだ。だからこの要求は全く私を理解しないものだ。

だが、要求さるゝ処の案は、大体こんなものではないかと思われる。私には実行する意志はないが、この時代にはこんな方法も良いのではないかと思われる処を申し上げる。

「食養会改造」について、こと細かに次のような組織形態を採るよう提案しています。

（2）改造私案（表題のみ掲載、本文は省略）

改造の原理

一、大衆的運動たるべし

二、組織的たるべし

（3）機　関（本文は省略）

むすび（省略）（於瑞穂寮　八、一一、一〇記）

この年の帰朝は、やはり三か月にも及ぶこととなります。それは食養会の危機と同時に、本部役員の人達の熱い思いに、桜沢が応えたということでしょう。三か月前の「食養雑誌」に載った、次のような本部からの会員に対する呼びかけの言葉が印象的です。

急告　桜沢先生　帰朝せらる！

仏都パリにあること四年、その間死に値するの苦闘！　研究、そは何の為であったか。世界の為、日本の為、同胞の為、同志の為、生きとし生きるもの、人類の瞬時も離れあたわざる生命の根本、食養の原理を極める為であった。

至誠天に通ず。その苦闘は報いられた。

先生は三か月の予定で、九月上旬帰朝せらることになった。目的は！　そは食養原理を同志に伝えんとしてである。まず先生の言を聞こう。

〔食養原理は思想、国境、年齢、性別、職業、地位を超越した重大問題で、あらゆる社会運動と個人身心改造運動の基礎でありますから、知人たると否とを問わず、如何なる地位を占める人々でも堂々と勧誘を試みて貰うべきものだと思います。

価値がなかったら、わざわざ地球の反対側から往復九十日の航海を耐えてやっては来ない。私は其の点には十分の責任感を持って居ります。云々〕

如何に真剣であるか、伺うに余りあり。我々同志満腔の喜びを以って歓迎すると共に講習会、講演会、研究会を開催して桜沢先生の教えを乞わねばならぬ。

好機逸すべからず。

もしこの機を逸して、はたまた何日の日来るべきぞ。会員諸君よ！　貴下一身の幸福の為のみならず子孫繁栄の為、如いては君国平和の為、研究会、講習会、講演会を開催され、先生を御歓迎下されん事を切望してやまない次第であります。（「食養雑誌」昭和八年九月号No.３０９）

先にも触れたように西端学を失った食養会は、桜沢不在のまま本部役員の人達による必死の努力によって支えられていたのですが、中でも桜沢の第三の恩師ともいえる食養家（岡山食養研究所々長及び食養会理事）、後藤勝次郎大先輩の活躍が目を引きます。

当時、「食養雑誌」に掲載された後藤勝次郎の二つの論文のさわりの部分を、皆さんに読んで頂きましょう。

人類幸福の根本は正食正養にあり ── 後藤勝次郎（昭和九年六月号No.３１８より）

人間として現世に出現するは何故であるか、と中事に就いては神仏の教に種々説かれているも、何が一番幸福かと言う事に関しては、享けがたき生を享けたと言う所にある様である。即ち全きの生である。然るに実際の人類の社会を見るに全き生を楽しんで居る人々が何程あろうか。人間は万物の霊長なりと称するも、生活難難病苦悩、失恋神経衰弱、短命夭死、自殺他殺、とその他地獄相は日夜多数に尽きる事なき状態である。かくて何が万物の霊長か、その与えられし生を全うする事の出来ぬ哀れさよ。

神仏を説く人々の曰く〔人間以外の生物は自己本位であるが、人間社会は相互扶助。共存共栄である〕と、然るに現実世界はそれと反対である。故に今日の人間は真の人間でなく悪魔外道の変化でなくて何であろう。鋤鍬を取りて田畑を耕作なし、我等の生命の元素たる食物を作る農人が、其の作りたる食物に事欠くに反し、農耕せざる地主や金力者が飽食暖衣なし遊楽者が高位に在りて幸福な生活をなし、国家の基礎たる食物生産者が生活難に泣く、之が果して共存共栄、相互扶助であろうか、賢者は愚者を、富者は貧者を利用し自己の利益を専らにし。教育は黄金万能を説き、為政者は経済となる。

従って、人命の如きも形式的となり、生活様式も理屈に捕われ、人生とは黄金を得る事と権力を得る事とか、酒池肉林の淫楽に耽る事かの如く教える故に貴重なる生命を軽んじるに至りぬ。

老若男女、貴賤貧富、洋の東西を分かたず、我々人類の共通の脅威は病難である。この苦悩の病難を救うべき使命職責である医師は人類社会より多大の尊敬と国家より特権及び保護を享け、人類の保険強壮を謀るべき任務と義務あるを忘却なし、病者を救うが目的に非ずして金銭を得ん為の職業となり下がり、金銭の多寡によって治療を左右にするに至った。（以下、省略）

神医たらずとも良医たれ ── 予防医学とは食養道のことなり　後藤勝次郎

（昭和九年十月号No.３２２より）

若し医者とし真に人体の害を防ぎ病苦を救わんと欲するならば、人体に一切害ある物を監督し、予防し食物は勿論、衣服に、住宅に、国民保険の完全を期せねばならぬ筈である。吾人がかく言うと医者諸君は言うであろう。

言われるまでもなく衣食住に関しては常に細心の注意を払い、東西の粋を集め、国民の健康に利して居ると。中にも食物の如きは最も健康に直接関係あるを以って研究に研究を重ね、滋養あり、且つ美味しく、カロリーも、ビタミンも欠乏せぬ理想食を指導し、実行せしめて居ると。

然し、吾人は之を以って医者が真の職責に忠実であったと認める事は出来ない。反って言語道断の振舞いであると大喝する。なぜならば今日医学者によって唱導せられ、奨励せられている食物とは、日本人の為ではなくして、欧米人の為の食物だからである。何となれば今日の医学なるものは皆欧米直輸入のものにして、日本の気候風土、日本人の体質等を考えず、外国人と同一視している。即ち玉石混交し、身土不二の原則も、自然の掟も考えざる無能さである。故にその弊害は、今や全日本に及び、至る所奇病、珍疾出現し、この虚に付け入る売薬業者の横暴ぶり、日々の新聞の大半の広告を占有するの有様ではないか。

この文章に続いて後藤は、日本人の体質、風土に合わぬ西洋医療と栄養学の在り方、それを支える医師達への痛烈な批判と反省を促す言葉を述べています。

そして最後は、こんな熱い言葉で結んでいます。

然らば日本の純食物とは如何なるものか。簡単に言えば身土不二の原則に依ることである。双塩作用の中庸を得たる食養である。之が説明は吾人の反復数十回に及びたる事にして、今更の説明は要せねど次の稿に於いて、吾人の体験研究に立脚し初心者に解し易く説く事としよう。

夫れ医者たる者その天職を知り、予防医学を究めんとせば、日本精神に順応たる、惟神の食養道に依らざるべからざる理あるを一言しこの稿を終わることゝする。

重ねて言う、百年に一人世に出ずる神医たらずとも、病を未然に防ぎ得る良医たれと。而してその道は、食養にあることを。

いま改めて私たちがこれらの文章を読んでみると、いかにも大時代的な古さを感じざるを得ません。

しかし、内容は現代にも十分通じるものがあることを残念ながら認めざるを得ません。

確かに私達の生活は、経済的には飛躍的に豊かになりました。社会制度の上で、また社会福祉面に於いても、戦前とは比較にならないほど改善され、その恩恵を被っていることは日々誰もが実感しているところです。

ただ不思議なことに、人間にとっての病と言う怪物だけが、こんなにも進歩した社会を嘲笑うかのように跋扈しているのです。

果たして、その真因は何なのか？

多くの科学者たちによって、日本に於いては明治以来相も変わらず病気に対して新しい学説が発表され、製薬会社の協力によって新しい薬が開発製造、実用化されて来ています。しかし効き目は一時的で、やがて耐性菌の発生を招き、それはまるで地球上に生息している何百万種類かの微生物や細菌たちの、意地悪な人間への逆襲でもあるかのような現象とすら見え無くもありません。そう感じるのは、我われ一般人、素人の錯覚というものでしょうか？

私などはそんな空想じみた想いに駆られ、命というものに対しての認識を、ここらで改めて真剣に考え直すべきだと思わざるを得ません。同じ地球上に生きる生物にとって人間だけが唯一の尊いものであって、他の生き物はどうあってもいいと言うものではありません。それはたとえ我われ人間が勝手に黴菌と呼ぶ細菌であっても同じであり、むしろ彼らの抵抗は、傲慢な人間への警告でもあると受け取るべきでしょう。また、人間にとって相手が有用、無用と言う価値判断は、よく考えてみるといかにも人間の独善、功利性で、その制圧行為は必ず反発を招くのが至極当然です。なぜなら生物には、すべて宇宙の意志（秩序の発動、陰陽という二つの手）の力が働いているからです。

このような哲理、生命観については、今さら私が述べるまでもなく、環境を、生物学的、とくに生理学的に食べ物を通してモノを観るという「食養」や「マクロビオティック」の世界観に、これまでくどいほど述べられて来ています。先に掲げた後藤勝次郎理事の二つの論文も、そうした観点から論じられていることは、ご了解の通りです。

ところで桜沢は、ついに一九三五年（昭和十）末、ヨーロッパ、パリでの正食指導と東洋医学の実効性、体験、そして自らの無双原理による世界観の確立という六年間の成果を引っ下げて、荒ぶる世界情勢の急展開する中、日本に帰って来ます。四十三歳になっていました。

巻1・第五章　参考資料

「昭和史」（一九二六年～一九四五年）半藤一利著
二〇〇四年三月　初版三刷　平凡社発行　引用及び参照

「白色人種を敵として」――戦わねばならぬ理由――　桜沢如一著　渡部求編
一九三二年（昭和七年）文章院出版　その後は成史書院
この本は桜沢が欧州から帰朝後、主に東京の参謀本部や軍令部で講演・主張した事を活字化したもの。後にこの本については桜沢自らが「経歴書」の中でも触れているように、訂正、追加して「日本を亡ぼす者はダレだ」に改題、昭和十二年あらたに刊行した。その後年々版を重ねたが昭和十八年に突如として削除命令を受け、十九年にはついに発禁処分となった。

「食養会改造私案」桜沢如一
一九三三年（昭和八年）十二月「食養雑誌」No.３１２号　参照

「人類幸福の根本は生食正養にあり」「神医たらずとも良医たれ」
いずれも「食養雑誌」に掲載された後藤勝次郎の論文

「食養雑誌」昭和九年十月No.３２２号　引用及び参照

第六章

新体制による「食養会」の再建

風雲急を告げる世界情勢の下
フランスから帰国した桜沢は
食養会の再建に向けた中心メンバーとして活躍します。
各界著名人も役員についた新体制での食養普及は、
「社会運動」と位置づけられ
日本各地での講演、指導はもとより、
台湾、朝鮮、満州の地域にまで広がり、
桜沢はその講演で東奔西走するかたわら
ペンの勢いも相変らずでした。

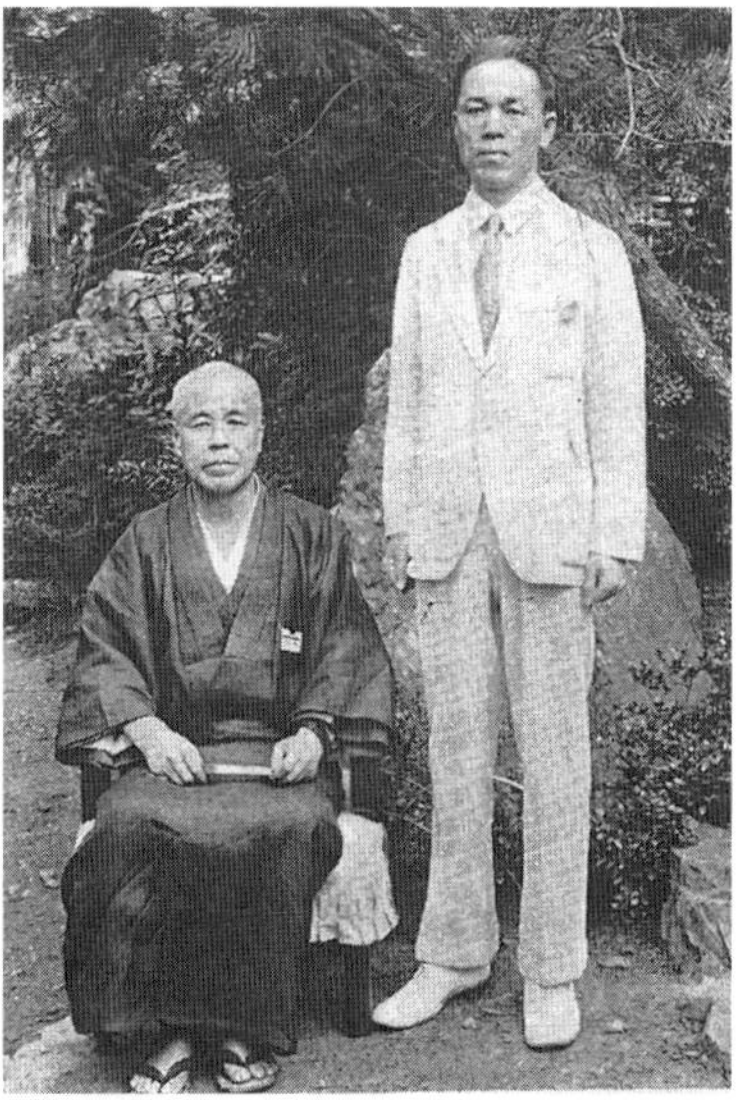

1936（昭和11）年夏　一灯園の西田天香氏宅

桜沢を支えた食養の同志たち

風雲急を告げる世界情勢、そして日増しに軍事化、右傾化する日本国の政治外交状況の真っただ中に帰ってきた桜沢が、まず手を付けたのは低迷していた食養会の再建でした。

そして天才的とも言える桜沢の才能と実行力を見抜き、もっぱら裏方に徹し、対外人事、経理、出版、また医療行為面で、彼を支えたのが十年来の同志、林仁一郎医師でした。

（林医師は、食養法を広めるために一念発起、医師免許を取得したのは三十才を過ぎてからという苦学の人でした。しかも自分の医療行為を生活の手段とせず、そのため後には幼児用の健康食品製造のビスケット工場を立ち上げ、生活を支えながら食養活動に貢献したという奇特な人物です）

この辺の事情については、後年、沼田勇医師によって編纂された林仁一郎医師の論文集『食養の生涯』（前出）の中に〈澤田牛麿先生〉の一文があり、その様子をよく伝えています。

> 澤田元食養会々長は御母堂様御病気の際、石塚左玄先生の治療を受け、はじめて食養道と言うものを知られ、その内容とする理論の高邁にして、その効果の顕著なるに感動され、爾来この普及発展に深く関心をはらわれて居たのである。
>
> 昭和のはじめの頃、桜沢如一氏が北海道に食養宣伝のため出向かわれた時は、澤田北海道長官

自らが陣頭に立って食養講演の斡旋やら宣伝講演をされたとのことで、この様な類例は恐らく空前絶後のことではなかったろうかと思考される。

澤田先生は田中義一首相の信任厚く、田中首相内閣総辞職と共に第十四代北海道長官を辞され、貴族院議員となられ、平沼騏一郎氏等と共に色々と国事に、また社会のために尽力されて居た御多忙なる御体でありたるにも拘わらず、先生は更に食養会会長をも御引受け下され、食養会発展に最盛期を醸出されたのである。

『食養』紙上には毎号有益なる論説を発表され、食養普及の重要性を力説された。

〔この立派な道を失ってはならぬ。薬物時代ではあるが、何れ時が来れば具眼の士が出現して、この道をとり挙げることは必定であるから、この法灯を消さぬ様、皆んなしっかりと守らねばならない。お互いに大いに頑張ろう〕と激励されたものでした。

また筆者（林）が東大真鍋内科在籍中に食養会の病院を造らねばならぬと昭和十年に、当時東京商工会議所会頭であった藤田謙吉氏に依頼したところ、藤田氏邸内の百参拾坪洋館一棟を無家賃で貸与して下さった。これが食養会瑞穂病院の名のもとに発足した。そのため筆者は昼は大学病院、夜は食養病院と仲々いそがしく飛び廻ったものでした。

先生は更に理想的な立派なモデル病院を設立せんとの思考のもとに三井財団やそちこちと交渉に当たられ、献身的に奮闘して下された。これが口火となって田村（町）に鉄筋三階建ての立派な病院が出現し、食養会発足以来画期的発展を遂げたのであった。

この年（昭和十年）の初め、食養会の雑誌名に二度目の改題が行われています。同年三月号№３２７の目次の次ページには、さりげなく改題の趣旨が記されています。

謹告　改題について

本誌は明治四十年十一月石塚大先生御主宰の下に「化学的食養雑誌」として創刊、社団法人に改組と共に大正七年五月第百二十七号より「食養雑誌」となり、爾来該誌名を使用来たりしも、今回更に簡明を旨として本昭和十年三月第三百二十七号より「食養」と改題することゝせり。

今や時代は本会創唱の「食養」を求るに益々急なるの秋となれり。皇国の為、斯道の為、益々本誌「食養」の使命遂行に努力すべき事を、改題に際して相共に盟約宣誓す。

昭和十年三月吉日　　社団法人食養会

社員各位御中

その後間もなく雑誌の巻頭に掲げられていた「食養法通則」なる文章も、以前の堅苦しいものからかなり思い切った現代風の表現に変わっています。参考までに当時の新しい「通則」なるものを読んでみましょう。

通　則　（日本内地に於ける）

（一）主食物は水田のウルチ玄米が最も良い、これを取る時にはおさいは極く簡単でゴマ塩少々、味噌汁一椀、古漬物二、三片位で十分である。

（二）玄米食は理想的であるが一般的でないから、無砂つきの半つき又は三分つき米をすゝめる。

（三）副食物は季節のやさいを主として、ご飯の三分の一を適度とし（時と処によっては、やさいの三分の一以下の鳥、魚肉、卵子など加えてもよい）。

（四）味は塩気と油気でつける。

（五）全て自然に近く、伝統を破らぬ様にし、野菜類は甘皮を捨てず、又茹でこぼしをせずに調理すること。

（六）自然を破るもの、即ち身土不二の原則をふみはずしたもの（白米、パン、獣肉、砂糖、果実、牛乳等）は摂らざるを原則とする。

空の虱（プー）のこと

桜沢の行動と交際範囲の広さには誰しもが驚かされますが、それを物語るひとつのエピソードを紹介しましょう。

食養会がいよいよ発展の兆しをみせはじめた一九三五（昭和十）、桜沢はパリから帰朝するとき、フランス人クキーユ氏を伴い、超小型軽飛行機「空の虱」（プー・デュシェル）の特許権の分権（専売権）を持って来ていました。そして間もなくこの珍しい小型飛行機は、川崎造船所の中に飛行機部を創設し、日本飛行機界の為に大いに努力したと言われる人物、竹崎海軍大佐と幾たびかの交渉の末、数十台を製造してもらっています。

羽田で行われた初飛行のとき立ち会われた東久爾宮殿下からは、「雲雀」と御命名を賜ったとも言われています。（昭和十三年新年号「食養」――霞町より――の記事参照）

しかし、この小さい「雲雀」は、軍事化によって大型化する当時の造船、飛行機業界の生産体制とは噛み合わず、間もなく製造中止となってしまいます。

もっともこれには航空法規（免許）の問題も絡んで、これ以上話を進めることは得策でないと桜沢が判断、プーの専売権を二万円で売却し、それを食養会再建のため投資した方が良いと思ったのでしょう。後日、食養会では桜沢からの提供は一万円だったと証言していますが、真偽のほどは定かではありません。

新体制の顔ぶれと食養雑誌の記事

一九三五年（昭和十）四月の社員臨時総会に於いて、澤田会長が辞任された後、中原市五郎氏（日本歯科大学の創始者、また「化学的食養会」創立当初の有力な発起人）を会長に、貴族院議員で食糧問題に造詣深い一條侯爵を総裁に戴き、桜沢は島田、久留氏等と共に、一監事として役員に返り咲きます。

そして新体制での食養活動は、日本各地での講演、指導はもとより、遠くは台湾、朝鮮、満州の地域に迄広がって行きます。それらの幾つかの例を、桜沢の「旅行通信」から拾い出してみましょう。

■「旅行通信」第一信

――紅葉の妙義から霜柱の朝鮮まで　桜沢　如一

十一月十四日朝三時に起床、昨夜書き残した手紙の返事を二、三通認め終わると、五時になってしまった。目覚しも鳴ったし、私も呼んだのだが、H君もY子さんも、貞子さんも誰も起きてくれない。独りで用意をして五時半、あわてて両手に荷物を一杯持って瑞穂荘を出ようとすると、貞子さんが漸く起きて来た。みんな昨夜おそかったから疲れたのだろう、まだ皆子供だから無理もない……。

大井駅にH君が駆け付けた。

ほのぼの夜が明けてくる。

上野駅に着くと、すでに改札口に江口先生が待っておられる。小松夫人がお見送りに来ておられる。林（仁一郎）先生が見えない。発車間際になって、改札口の方に林先生らしい姿が見えたが、合図をしても遠くてわからない。林先生はずっと後部の車両に飛び乗る。知らせに行こうと思うけれど、中間に荷物車があって通れない。江口先生とお話をしていると、次の駅で乗り換えて来られた。

二等車は三人の借り切り、窓外には晩秋の野が展開する。お話ははずむ。

天気は日本晴。

――妙義です。惜しいことに、紅葉には少しおそいですな。と指差される窓外には、それでも美しい秋の妙義山が迫っている。

あさみどりすみわたりたる大空に　妙義の山は紅葉して高し

十時頃――何しろ、三時から起きているのでおなかがすいた。林先生も江口先生も御弁当御持参。それを開いて頂きながら、紅葉の妙義を目でハイキングする。それからすこしいねむる。

坂城の町から児玉（勝助）翁と坂城尋常高等小学校々長、長尾重郎先生が乗りこまれる。白髪長き児玉翁とは四、五年振りにお目にかかるのであるのに、お元気な顔でうれしい。屋代小学校についたのは一時。間もなくお話を始める。私が前座をつとめる。題は、「食物と人相と思想と健康」。次に林さん「現代医学と食養」、最後に江口先生の興味深いお話、「学校教育と食養」。

先生は三十年の教育家としての経験から、重大な深刻な警告を与えられた。埴科全郡の女教員諸君は、非常に感銘された様子。

先生は「理屈をこねるなかれ。まず、実行せよ。体験せよ！」と力強い論旨。私共の未熟なお話に千金の重みのある止めを刺して下さった。私は四時前の汽車で出発して、松本で下りて波田村瑞穂精舎に和合先生をお訪ねする積りであったけれど、つい江口先生のお話の力強さに引かれ、終わりまで拝聴した。何と言っても三十年もの教育者としての経験には、頭が下がった。

林さんの話は猛烈だった。

――今日はこれだけ食養の重大な事を聞かれた諸君が、明日から学校で小国民達に砂糖や肉食、魚の過食を戒められなかったら、諸君は不忠極まる国民である！　とまで断言された。

（後略　昭和十二年「食養」新年号より）

一九三七年（昭和十二）の「食養」新年号には、「京城並びに平壌食養講習会に　桜沢先生の随行を許されて」と題して、河内省一による次の記事が掲載されています。

（河内省一は戦後（一九五三年）、糸賀一雄の後任として、渋谷区代々木西原にあった「世界政真生活会」の理事長となった医師です）。

■京城並びに平壌食養講習会――河内省一

十一月一七日、午後三時十分京城駅頭に桜沢先生をお迎えす。すでに龍山から乗り込んでおられた西山さん、——今回の京城食養会の主催者の一人——と並んで降り立たれる先生は夏の頃とお変わりもなくお元気、駅前より直ちに朝鮮神宮に参詣、無事着鮮と今度の会の盛会に終らせていただける様お祈りして、此処南山の一角より府内を一望の裡に西山さんの説明を聞く。山城（京都）そっくりの地勢だと先生は御懐かしげに四方の山々重立つ建築物を一々聞かれる。北漢山、先生の詩嚢（想）を豊かに揺り動かしたことであろう。

それより今回の講習会後援者京城日報社に社長さんを訪問、色々のお話の裡に此の社長さんが三十年前に市ヶ谷の石塚大先生に直接指導を受けられた一人であった事は不思議なご縁であった。午後五時過ぎ七日間の御宿、京城手の会の熱心な会員、矢野氏の御宅に落着く。午後七時半より府民館小講堂にて一般講演（聴講料一円）約三時間に亘って「正しい食物と生命の成立」に就いてお話下さる。熱心な聴衆約百名、ユーモラスなお話の裡に食物と生命の神秘をはっきりと知らされて今更の如く驚いた人々は、質問を連発して中々散会しそうにもなかった。西端学先生の御子息、驥一先生の令弟に面会されて先生もおよろこびであった。

帰宅して西山、前原、矢野さん方と、一時間ばかりお話をして就寝したのは一時過ぎていた。

十八日、小雨、暖かいので十一月中旬と言うのに未だ保温設備も不要である。先生は朝来矢野氏一族数名をご指導、九時より会員柴田さんを往診、床上に衰弱し切った体を横たえてニコヤカに合掌して、先生を迎えられる。枕元には「食養雑誌」と「光」誌が置かれてあった。帰途本町署特高係訪問、更に南大門市場を見学、泥道に犇めき合う鮮人の間を抜けて彼等の生活の一端を覗う。干魚、海草類を初め、野菜、肉類等実に豊富である。
午後、矢野氏御紹介の数名を指導された後、城大薬理学の石戸谷先生を訪問さる。（中略）
午後七時より食医講習第二夜、出席者二十三名。昨夜の問題に対する西山さん、前原さん等の回答あり、更に「玄米のナカは一対五であるが何故一対五が人間に適しているのか」との問題に対して即座に鮮やかに、しかも完全に解答されたのは二十二才の婦人、村本ツギさんであった。食医講習十七回を通じてこの難問を完全に即答されたのは村本さん只一人。先生は非常に喜ばれた。

食養会の活動が全国的に展開していく様子がわかりますが、その広がりは、日本が統治していた台湾にも及んでいきました。
次は、同年（昭和十二）の「食養」三月号に掲載された記事です。

■台湾通信――台湾食養会の活況　宇野　品吉

昨年十月以降躍進を続けてまいりました本島の食養会は、更生の新春を迎えて本年は更に一大飛躍を試みようとして、それぞれスタートに立ちました。悠々大地を踏みしめ、大自然の神秘を授け賜った。
天照皇大神宮　豊受大神宮の御霊に対し奉り、遥かに神都に向かい拝礼の誠を捧げ、併せて聖壽の無窮を祈り皇国の万歳を寿ぎました。

時まさに国家多事多難、会員一同の勇躍奮起すべき年ではないでしょうか。

一月一七日には前年後半からの緊張気分がまだ冷めぬうちにと、本年最初の会合が開かれた。集まるもの四十名の多数に上り、非常なる盛会であった。宇野氏の開会の辞に始まり、試食会員の体験談や質疑応答、紹介事項、余興に食養道歌の朗詠、会員の手によって記念撮影等あり、午前十時から午後にわたり和気藹々裡に散会を告げた。「食養」一月号にある会員の倍加運動には、一同本部の御熱意に報いたい決意のもとに、三月までには新会員の増加を図りたい気分が漲っていた。

■食養普及は「社会運動」と位置付けられた――「本部通信」より

今月の座談会は三月六日、銀座のラスキン文庫三階で行われた。開会となるや、続々つめかける会員は忽ちせまい会場にあふれ、椅子が足りなく最後まで立ったまま過ごした者も多かった程の盛会だった。参会者五十一名。

会員でない者も多数参加し、次々に熱心な体験談が語られ、前月以上の有益な会となり、お互いに食養道への信念を強める処があった。

まず久留理事の挨拶に始まり、斎藤理事の関西土産話、桜沢先生のお話等全く痛快なものであった。殊に京都の白木博士は二千六百年までには全京都を食養化することを約束され、また大阪の森田博士は大阪全市の食養化に向かって努力されつつあるとの、桜沢先生のお話等は、参会者に

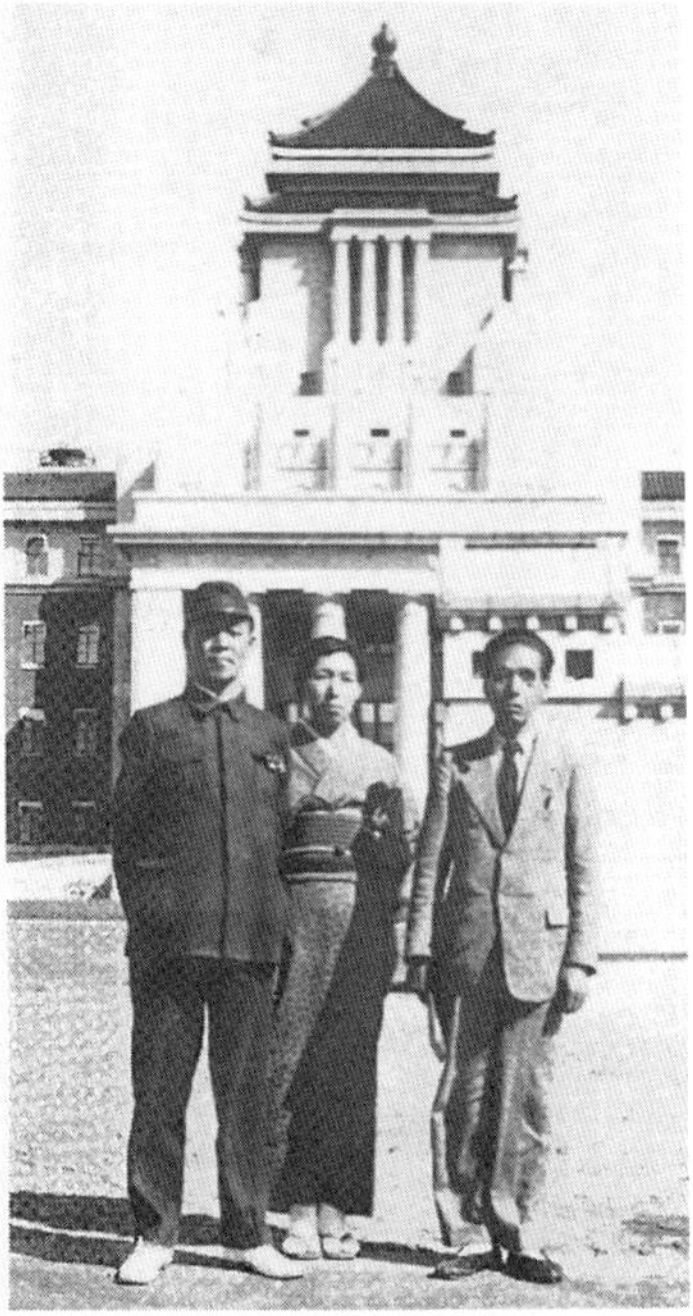

▶1936（昭和11）年　台北
台湾神社にて

▼1940（昭和１５）年春
満州・大連における講演会

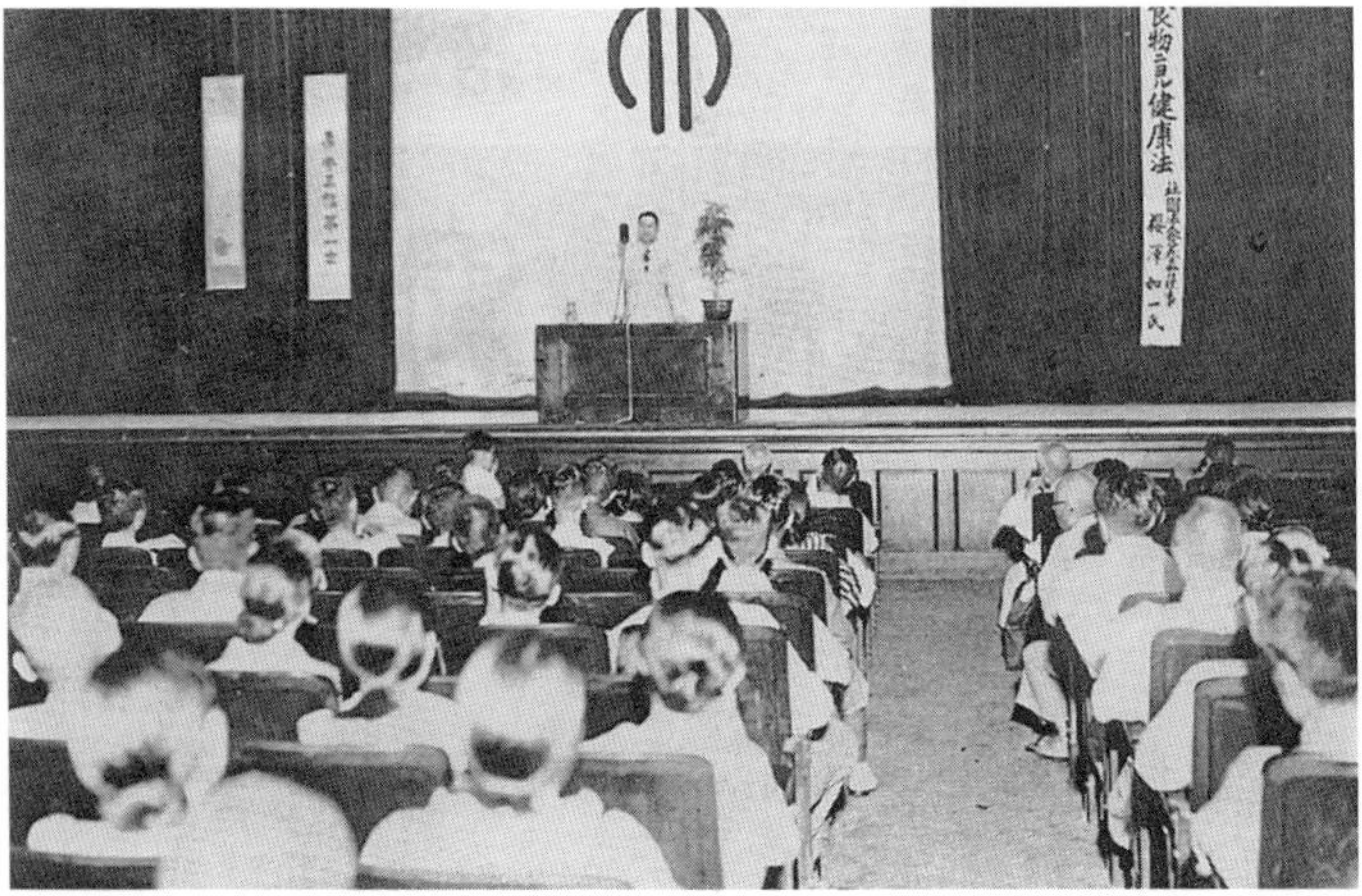

非常な心強さを与えた。終わりに先生は、自作の「聖戦の歌」について御説明下さった。

次いで林先生の御指導体験談に始まり、各自の熱心な体験談に移った。

浜尾氏――「一時は死を覚悟した程の重態から強い決心を以って、昨年七月から一家全部に食養実行を申渡し、厳重な敢行により自分はすっかり治り、四人の子供達も見違える様に平均のとれた発育振りを示すようになった。」

柏倉氏――「昨年四、五月より、娘の病気について一時は大変前途を暗く考えていたが、厳重な食養をさせて秋頃からは追々よくなり、この冬は以前に比して驚くほど元気になり風邪も引かなかった。」

田中氏――「得意先の支配人の腫物があらゆる方法を尽くしても治らぬ事を聞き、食物の誤りを説き熱心に指導をし、見事に二週間程でめきめき快方に向かい大変喜ばれた。」其の外腹膜炎の指導等々田中氏の体験談は実に豊富で、本当に熱心な御勧誘振りに敬服致しました。」

――（中略）――

杉浦氏――「三十年前床屋で耳を傷め、そのため一方は聴力を失っていたが、昨夏他の一方にも異常を感じてきたので、それより正食をはじめたら、殆んど不自由ない程になった」

最後に斎藤理事は、御自分の喘息を治された事について熱心に語り、「本年の還暦を期して、再び青年の意気に返り食養普及に邁進するつもりである。これほど大きな社会運動はないと確信する故、諸氏のご協力を切望する」と強調された。

始終何方も大変自由に、和やかに自己の体験を御発表下され、誠に有意義な会であった。

■京都の講習を傍聴して　田北　耕也

地震とナマズと何の関係があろう、と自然科学は一蹴する。鰯の頭も信心からと宗教は未練をのこす。

が、こうした昔からの言い伝えや民俗信仰に対して同情ある哲学、科学、宗教が成立してもよいのではないか。もう其の時節が到来したのではないか。

桜沢先生のお話を承って私は特にそう思う。殊に三月二十三日の夕、その感を深くした。京都に於ける無双原理の講習会を傍聴させて頂く一寸前、夕飯を同志社のミス・デントンの所で頂きつゝ「妙な事になって来るもんだ」と思った。

食卓を囲んで、私の右にはローマから来たミス・ストラミヂオリ、左にはアメリカから来たミス・ローウエル。ス嬢は真言宗、ロ嬢は日蓮宗、と研究の対象が仏教である点から言っても、年令が二十四と二十七、特に哲学博士の称号を持っている点から言っても、梵語や仏、独、英、伊の国語をよくする点から言っても、誠に好一対の二人である。

向かいにはミス・デントン、一八八八年以来日本に居る人で、日本を意識して生きている。年数から言って、大ていの日本人にヒケを取らない。

話題は一燈園と桜沢先生の事、また嬢は数日後に光泉林を訪問する事となり、桜沢先生の思想はフランス語の著書で読ませて頂きたいと、其のアドレスを私に尋ねる。桜沢先生は食養を説き正食療法を講ぜられるが、それは枝葉であって根幹は哲学。大学などでは哲学が哲学で留まり、文字の羅列、術語の説明だけで少数者の生活の道具となって居る時に、桜沢先生のは医学となって病を癒し、工学となって飛行機を造り、農学となって百姓を教え、神学となって国体を説明する。経済学、社会学、法律学、歴史・地理・動物・植物・物理・化学・数学等々、皆無双原理の一本槍で、全く新しい立場から樹立出来るという確信を持ち、事実も片鱗ながらすでに夫々提示されて居る。極めて独創的なものでありながら、其の元を辿れば中国から出た「易」に繋がり、然も今の易者の「易」ではない。（昭和十二年「食養」五月号より略記）

こうして会員倍加運動の事例を挙げていくと切りがないので、この辺で目を転じて為になるおもしろい記事を二つばかり紹介しましょう。いずれも当時の「食養」に載っていた桜沢の記事です。

■「食養世間話」　桜沢　如一

「科学への爆弾」という記事を読んで、怒った人があるそうだ。「石塚先生は〔科学〕によって食養道を樹立せられたのである。今日我われの文化は科学に負うものである」と言う主張からである。

石塚先生は「科学」によって食養を立てられたのではない。科学しか分からない人間の為に東洋独特の、古くから在った長寿法を「化学」で説明したのであって、決して「科」学で作り上げたものではないのだ。石塚先生の食養法は西洋舶来科学より数千年も以前から東洋にあった不老長生法なのである。

又、我国の文化科学による処が甚大である、と言うのも間違いだ。日本思想、日本精神は西洋科学の為に圧迫され、最高の学校は全て西洋文化（実は「物」化！）を説く講座ばかりで充たされていると言う始末である。汽車や電灯が文化だと思ったら大きな間違いだ。そんなものになめられて殺されて他愛もなく西洋思想の奴隷になってはいけない。そんな「物」化を謳歌し、心酔する人々ほど我国に取って有害な人間はないのだ。そんな人々のおかげで我国は世界第一の病弱国と言う最も恥ずべき国になってしまったのである。

こんな程度の考え方が食養道の普及を妨げる最大の障害であろうと思われる。

西洋文化輸入によって我国固有の文化は害毒こそ受けたが利益は更に蒙っていない。鹿鳴館時代の思想の人々、当時の新しがり屋諸君は我国固有の文化を排撃する事を急務と心得、奈良の五重塔を焼き捨てる為に二十五円で入札せしめる様な不敬不心得を敢えてした。そんな人々は舶来と言えば何でも尊敬したものである。その時代の人々がまだ生き残っている。

処が時代は移った。今や日本人は日本に帰りつゝある。往時の先駆者は反省すべきである。漢方廃止の主唱者石黒子が前非を悔いたと言う事もある。いゝビジネスマンがいないからだ。組織が悪いからだ。取り上げる様にしないからダメだ！とある人が言う。

――だが、さあお前の財産を捧げろ、と言う事は我々には出来ないなア……

――要するに下手なんだ！

と断定が下される。

――いや、そんなものです。大体病気を治すが為に食養をやる様な人々は食養を治療の一手段として了解するのみなのです。健全でいて精神的に食養の重要さを理解して入って来た人なら大いに普及に奉仕するでしょう。

――全くです。病気になる様な人々は、自然の大法を破る程度の人々だから、治ったら又自然の法を破る方に行くか、行かないまでも、自然の大法に奉仕する僕《しもべ》となる人は少ないです。

――（中略）――

報恩の念のないのが人生最大の不幸です。まだ安心立命が得られない証拠です。そんな人を指導する事が必要ではないですか。

――食養の宗教化ですか。私は所詮宗教化をいまの処したくないと思っています。食養は神道の如く、大自然を敬愛する世界観で、万人に受け入れられ、万宗に取り上げられ、食物――大地母胎認識によって全人類の「同胞意識」をハッキリさせたいと思うのです。それが全ての宗教の

基礎工事ではないかとさえ思うのです。（後略）

（昭和十一年十一月号「食養」より）

■「近眼の国」――夢物語　桜沢　如一

或る夜、私はガリバーの大人国、小人島探検記の様な夢を見た。

私はある一種の小人島に漂流した。その国は実に変な国で、国中の人が皆チカメであった。上は政治家から、下は庶民百姓に至るまで、男も女も老いたるも若きも、みなチカメであった。例えば新聞を読むと、それに出ている記事はみなチカメ記者、チカメ編集員が伝える政治家、チカメ評論家の説や、チカメ男がチカメ女を殺したとか、チカメの男が丁度火を「光明の国」の入り口と見誤って飛び込んで焼死する虫の様に、富や地位や名誉を「幸福」だと思って、そんなものに飛びついて哀れな最期を遂げたとか、言った風な話ばかり……。

政府の政策にしてからが、チカメの医者が病気を治すと称して、人間を殺しつゝあるのを、チカメの悲しさに、治しつゝあるものと見違えて、そんなチカメ医者（病気は見えるけれど、もうその持ち主の人間が見えない程のチカメ！）の建てる病院が国民の誰の住宅よりも立派であるのを見て、それを幸福と健康を製造する家の様に見間違えて、大いに病院を増設し、ベッドを増加する事が国民の健康を増進するものであるとし、之が為に今年は何千万弗と言う巨費を予算に組み入れたとか、近い将来に於いて我政府は国民全体を収容するに足りる病院を建設せんとす、と言った様なモノ……そんな仕事に当たる省は国民病弱化省とすべきであるのに国民健康省とするとか……。全国民を病人扱いして国民体位調査五か年計画で実行に移すという様なチカメ振りを発揮する病人局長、否健康局長がある……。

　教育家はまた面白い！　これもチカメの悲しさに、子供の背丈が大きくなって、目方がましたら健康になるのだと思って（まるで子豚の飼い主の様な考え！）むやみに動物性蛋白とか、肝油とか、ビタミンとか言った様な、チカメの目によく見える効き目のある様な食物を強制的に採らせる……目方と身長を健康と見違えている！……学校で数百の子供を並べて、口を開けて行進させて、一人ひとりに棒ダラの油や牛の乳を投げ込んでやる光景は全く養豚国ソックリ、ソノママ！

　それから「博士号を廃止しろ」とか「全ての医師をフランスの様に博士とせよ」とか、少なくとも看板に医学博士と肩書をつける事を止めないと、何分チカメの国であるから医学博士を健康博士と見違える弊害があって困る、と言う様な演説も出ている。

　チカメ衛生学者はチカメ優生学を守り本尊にして、癩病を治す方法がないから断種と言う恐るべきチカメ政策を政府に進言し、チカメ政府がこれを喜んで採用する事になったとかならないとか、精神病者にもこれを適用する事になったが、さらに一歩（たった一歩！　チカメだから余り前進すると危ない！）をすゝめて精神病者の初期である頭の悪い連中の断種若しくは断頭を、心臓の弱い連中に行う断種又は断心と共に実行しようと思ったが、始めて見ると、国民の大部分がそれである為に費用が余り嵩むから中絶の止むなきに至ったのは誠に断腸の思いであるとか、ないとか……。

何分夢であるからハッキリ覚えていないが、たゞ、私が抱腹絶倒したことだけは覚えている。
その中、夜になるとラジオの放送が始まった。何でも有名な医師であるが、面白い事にその放送がチカメについて、と言う次の如き話！

「我国はチカメ国である。これは世界に有名であるが、チカメには肺病や精神病が多いと言う新説が流行し始めたから、早速チカメをいゝ目の国にする必要が出て来た。それには如何すればよいかと言うと、何分我々の医学はチカメ医学であるから、その原因や遠因はトテモ分らないが、取り敢えずチカメ流の応急策として、漢字を読まない様にすること、薄暗い処で眼を使用しないこと、そして大いにスポーツをやって身体を丈夫にするに限ります。ドイツの皇帝は近目をお叱りになったと言う事でありますが、我国では皆チカメでありますから、叱る資格のある人がありません。これはチカメの国民の仕合せであります。終わり」

私は余りのことに呆れて尻もちをついた。そのトタンに目が覚めた。

そこで私はあの有名な医師に、ドイツの文字も漢字の様に読みにくいことや、身体を丈夫にする為に身体を大いに使用する事が必要なら、目を丈夫にするには目を大いに使用しなくてはならないではないか。現に私の知っている竹田清一君と言う時計屋さんは、小僧時代からルーペかけて細かい時計の修繕に二十五年間も使用した右の眼が、一・二と言うスバラシイ視力であるのに、そんなに酷使しなかった左の方は一・〇になっています。

適者生存。自然淘汰は適応性の大いなるものが強者として繁栄すると言う事を教えているではありませんか。（適応性がないのは食物が正しくないからだ！）と叫びかけたい衝動に駆られた。が、そんな事を言ったら、コイツはチカメではない非国民である、早速、国外追放だ！と言われるかもしれない。しかし一人位は眼のよく見える人がいて、私の説を取り上げてくれそうな気もする、が何分、夢物語であるから、いずれにしても五里霧中である。

（昭和十三年「食養」十一月号より）

「むすび」を発刊

一九三六年（昭和十一）から十七、十八年にかけての桜沢の活動は、この他に、食養の副読本ともいうべき『むすび』という小冊子（例えば「肺結核の食物療法」桜沢・林共著など）を、『食養』誌と並行して発行、林医師等と共に啓蒙活動に当たっています。その様子を伝える記事が、昭和十一年七月号の『食養』に掲載されているので紹介しましょう。

『むすび』は大歓迎をうけた。一万部発行したがもう残りが沢山はない。澤田憲二郎氏一〇〇〇部を筆頭に菊本先生の三〇〇部、江口俊博先生の一二〇部、各地支部、事業部取等で数千部出ました。感謝に耐えません。第三種郵便認可が取れないので当分、本誌と共に発送できません。希望者は一銭切手五枚送って下さい。

また、別に漢方や日本古医方の奥儀を研究し、その実際的臨床的方法として最も優れた食養法を組織的体系的に説明する〔自然医学の最高講座〕が開かれています。「参加資格――学歴は問いません。食養会会員でさえあればよろしい。男女年令職業の制限もありません。指導者桜沢先生のご希望は、

（1）指導者階級の人々――沢山の人々を指導する位置にある例えば教育者、宗教家、医師、各種事業会社、団体の幹部。

（2）主婦、主婦たるべき人々等。

（3）自己又は家族の病気を征服し、一生身心の健康を確立し、以って大いに意義のある人生を送らんとする人々。

期間と時間　昭和十二年三月下旬一週間（毎夜六時より京都にて）

講習料　金二十円を申込みと同時に申し受けます。

人　数　十名。

修了者　講習修了の上、十分食養道を体得されたと認めらるゝ人は「食養会講師」即ち食医として、以来本部及び事業部と連絡を保ちつゝ斯道普及に当たる便宜を得られます。

なお、東京の本部に於ける自然医学や無双原理講座に出席できない人々の切なる希望に応えるため、「自然医学通信講座」も開設されて行きます。「人員五十名、期間6か月、会費十円」、と。（こちらの記事も、同年三月号『食養』の同ページに載っています）

このように食養会本部のメンバーの人達と、桜沢の活動が活発化する中、一九三九年（昭和十四）には意外な展開が待っていました。

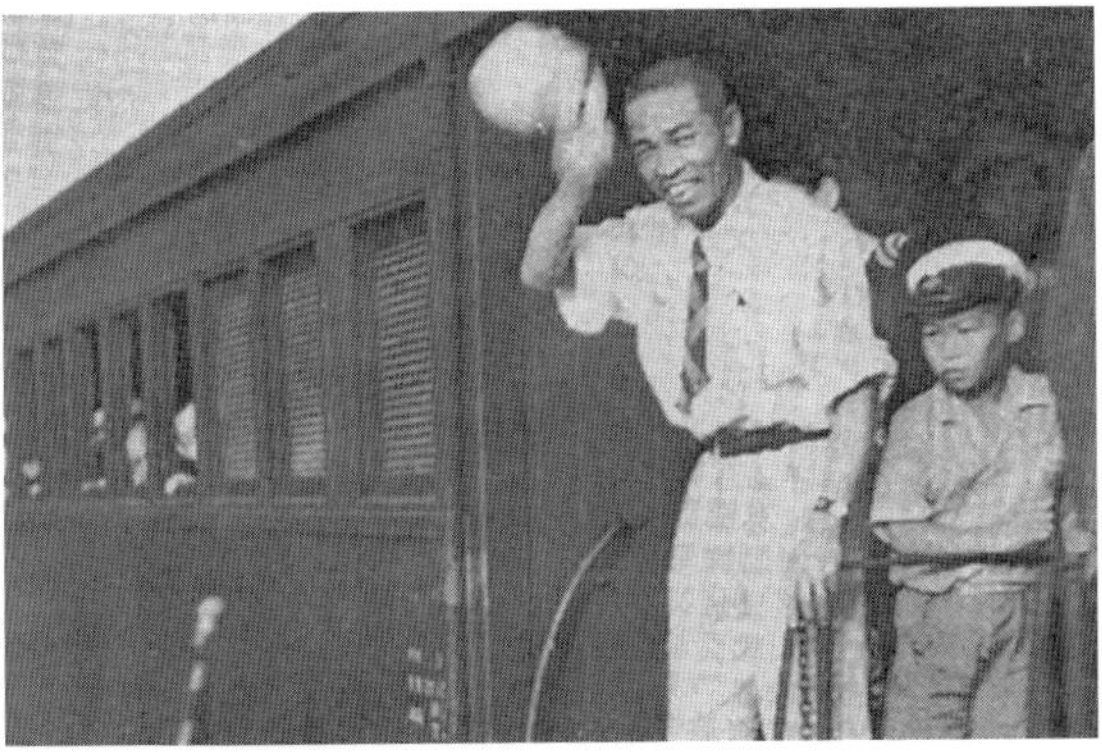

1938年（昭和13）年夏　北海道行

巻1・第六章　参考資料

食養雑誌の「改題について」

一九三五年（昭和十年）三月　No.３２７号　参照

「空の虱（プー）のこと」

昭和十三年新年号「食養」参照

「食養世間話」桜沢如一

「近眼の国」――夢物語――　桜沢如一

右記　二つの〔なるほど、為になるおもしろ記事〕　昭和十一年十月号「食養」より引用

第七章

「食養会よ！　さようなら」

——つねにわれ　たゞひとりなり　桜沢　如一

『人間この未知なるもの』の翻訳や
著作『新食養療法』は驚異的なヒット作となり、
桜沢は一躍天下に名を高めていました。
しかし挙国一致体制の下に戦時色が深まる中
西洋かぶれの医師や文化人、軍人らにとって
桜沢の存在は目障りになっていきます。

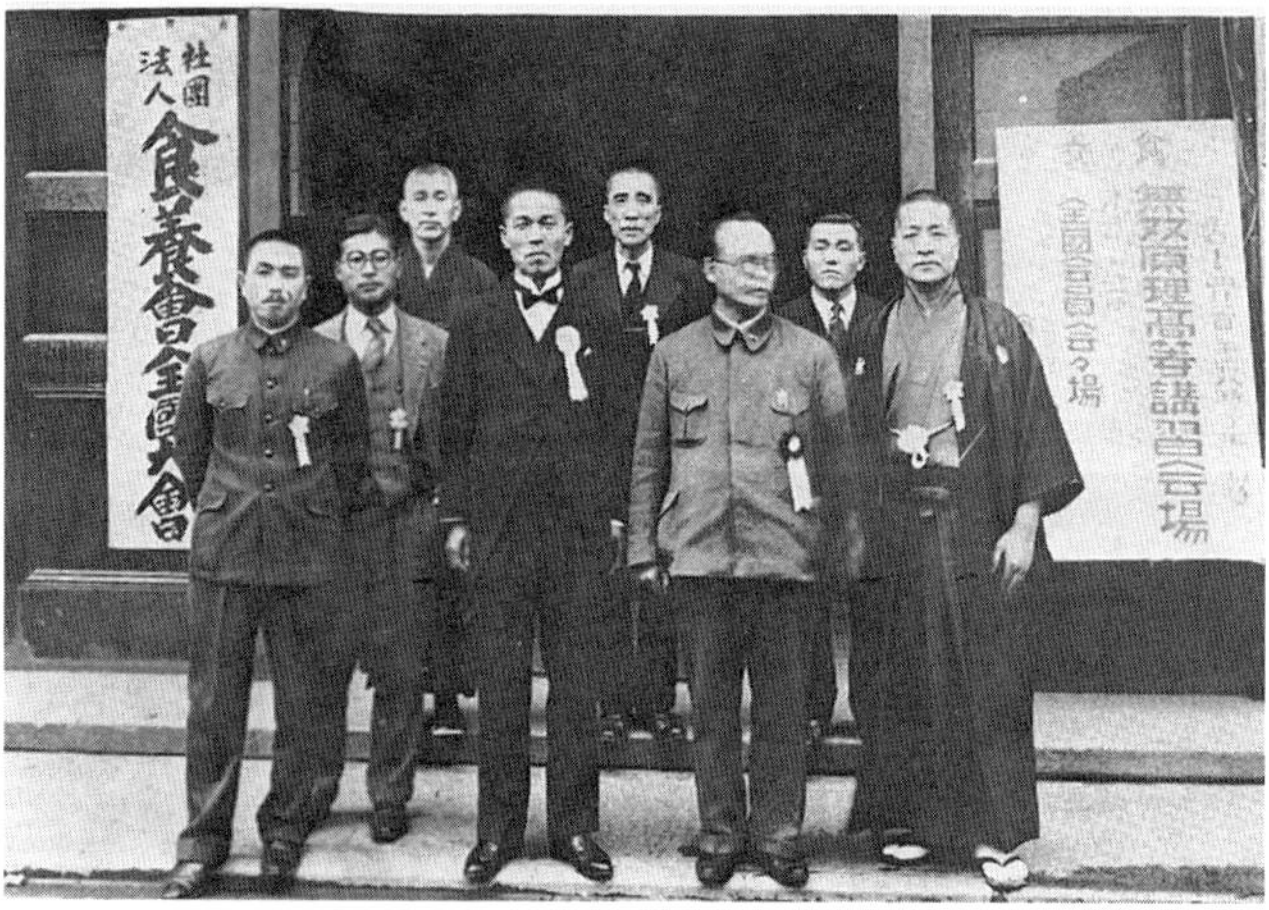

1940（昭和15）年春　48歳

日中戦争の拡大と日本国内の状況

一九三八年（昭和十三）一月、中国大陸に於いての「国民政府を相手にせず」という近衛内閣による声明は、日中戦争終結への道を自ら閉ざす結果となり、除州、武漢作戦へと戦線が拡大、泥沼化して行きます。

また、欧州でのドイツ軍の快進撃に幻惑された日本の日独伊三国同盟条約の締結、石油資源を求めての、いわゆる南進政策による北部仏印（北ベトナム）への進駐は、英米との対立を決定的なものとして行きます。

一方、日本国内に於いては、挙国一致体制の下に戦時色が国民の日常生活の中に色濃く反映、国家総動員法の成立を機に、各分野での統制が強化され、市民の自由は更に制限されて行きました。

これまでの既成政党や労働組合は解散を強いられ、新たに上意下達の官僚組織「大政翼賛会」や「産業報国会」が設立されて、町内会、隣組などの組織化も進みます。

木炭車、スフ等の代用品時代が訪れたのもこの頃です。巷ではこのような暗い世相を紛らわすかのように、庶民は双葉山の六十九連勝記録に、はたまた映画「愛染かつら」に涙し、熱狂したのでした。

ちなみにこの時期、ヒットしていた映画と歌は「愛染かつら」をはじめ、軍歌調の「露営の歌」、「日の丸行進曲」、「愛馬進軍歌」、「麦と兵隊」、そして「月月火水木金金」、「暁に祈る」などで、大陸ものでは「支那の夜」、「満州娘」、「蘇州夜曲」がよく歌われています。

淡谷のり子が「別れのブルース」や「東京ブルース」を歌って、人気を博したのもこの頃でした。変わり種ではチャップリン主演の「モダンタイムス」の宣伝広告が、当時の人気雑誌「キネマ旬報」（昭和十二年八月一日号）に掲載されています。（「昭和二万日の全記録⑤ 講談社」参照）

映画「モダンタイムス」は筆者も戦後観ましたが、機械化された生産工場の中で、流れ作業に追い回される人間の姿を、チャップリンが皮肉たっぷり、コミカルに演じていたのを鮮明に覚えています。

食糧問題についての提言 ―― 児玉勝助と桜沢如一の働きかけ ――

食養会の動きに話を戻しましょう。

庶民の暮らしがますます厳しくなる折、食養会では時の政府に対して国内の逼迫する食糧問題についての提言を行っています。

すでにこの問題については、一九三一年（昭和六）に「米穀搗精取締法制定ニ関スル請願」が貴族院議長・侯爵徳川家達殿宛に出されました。また一九三五年（昭和十）一月には、貴族院は一條侯爵、衆議院は俵孫一、尾崎行雄氏等の紹介の下、貴族院議長・近衛文麿、衆議院議長・濱田国松殿宛に、「穀類搗精及び製粉取締法制定に就いて」の請願書が再度出されています。同年二月には、同書に関する「意見書案」なるものも、内閣総理大臣・岡田啓介殿宛に、食養会会員・長野県の無砂精米業者、児玉勝助氏によって提出されています。

請願書の中で児玉勝助は「これまで四度請願して二度採択されているにも拘わらず当局者は未だこれを実行するに至らず」と、力を込めてその実施を求めています。

桜沢が大蔵、農林二省へ「戦時食糧体制と吾人の覚悟」と題する論文を提出したのはこの後のことで、「非常時に鑑み国民保険問題に関するこの桜沢の陳述に、当局はもろ手を挙げて大賛意を表わした」と、一九三七年（昭和十二）十月二十三日の「東京日刊」と「日本」が報じています。しかし、これらの提言もその後、残念ながら広く一般に具体化された様子は見えません。

「食養会の新体制」で波乱の再スタート

そんな中、食養会本部では昭和十二年一月二十三日の定期総会（全国大会は四月開催）に於いて、役員の刷新を行ったばかりだったのですが、翌年（昭和十三年）八月号「食養」には、老齢にも拘らず坂本一中将が再度会長となり、新たな陣容を組まれたことが発表されています。長文になりますが、「天の時、地の利、人の和、三拍子揃った」という喜びの声を聞いてみましょう。

> うれしいニュースをアナウンスする事が出来る。世界学術本部たる社団法人食養会の本部は、今度有田ドクトルと河内医学士を迎えたのである。

長い間前会長澤田牛麿先生と藤田謙一氏の御好意で、一文も払わずに本部は大井の大きな建物を拝借してきた。それほど本部は疲憊《ひはい》していたのである。然るにいろいろな事情で本部は昨年住みなれた大井下神明町を去って、市内へ進出せねばならない事になった。ようやく適当な只今の本部が見付かって、市中へ進出したのは昨年の八月であった。立派なこの秋元少将閣下の耐震建築の御邸は、貧弱な食養会にとってはゼイタク過ぎるほどのものであった。

暑い日だった。

台湾から見えていた薫さん、小出君、遠阪良一君、京城から来た河内君、事業部の辻君、友清先生等がみんなシャツ一枚になって（遠坂君は褌一枚になって）トラックで引越した。

みんなで、西瓜を割って食った……

新しい本部は、美しい洋館！

私は特に暑いアジック（屋根裏）を掃除し、荷物を整理した。やっと片付いた。私は三階のアジックからある朝、よく晴れた空に富士山を望みながら、かすかな不安の雲につつまれた……

家賃が何月まで払えるだろうか？　長い間無家賃でいて、それでも赤字続きの会計であったのに、これからこの立派なホテルの家賃が払えるかしら……一か月、二か月はともかく、それから先に？

富士山が心配の雲で、私には見えなくなってしまったのである。

と、すぐ前に、富士山の下に、美しい大きな青々した丘があり、その樹木から抜け出すように大きな白亜の大殿堂が青空に聳えている。

何だろう、あの素晴らしい大建築は？

一キロメートルの距離ではあるが、その大きな建築のハズレに高い煙突があってその上に赤い十字がついているのを見付けると、それが赤十字病院であることが分かった。

赤十字病院！　何という宏大な病院！

然し、我々はアンナ病院を全て無用にしてしまう様な食養道――美と健康と幸福――の充ち滾った世界を、地球上に来たらしめようと言うのではないか！

それが僅か百や二百の家賃を払えない様な事でドースルカ！　私は私で自分を叱り飛ばし、嘲笑し、意気を天に沖し、大いに愉快になった。

五、六か月経った。

家賃は一回も滞らずに払えた。

もうこの本部は狭くて、ドーニモならない程になった。殊に新会長（二度目）坂本閣下が陣頭に立って指揮力を振り回される様になってからは、ますます狭くなって来た。座談会や講習会には、ますます狭隘である。

そこで近く本部は、現在の建築より十倍も広い処へ移らねばならない様になった。会長閣下のご配慮で、それも叶えられる様になった……会長は皇国の海の鎮めたる軍艦を造られた様に、全世界を鎮める新造軍艦食養会「瑞穂」艦を完成して、我々を乗せて下さる様になった。我々はそれを枕に討ち死にする覚悟である。

何と言う喜びであるか！

　　山ゆかば　苔むす屍《かばね》
　　海ゆかば　水漬く屍

然し、我々滅私奉公の戦友は如何に！

その数や暁天の星の如く寥寥《りょうりょう》、理事、事務員、研究生を合わせて二十余名。これは決死隊の様な少人数である。殊に医務部は私を加えて三名！

時がきた。

勇将の下、弱卒なし。否勇将の下には一騎当千の爆弾勇士のみが集まるのである。新たに足立海軍大佐が総務部長として就任される事になった。

医務部は、河内医学士を迎えた。

喜びはそれのみではない。数年来私が御出陣を懇望して来たドクトル有田躬行先生が、遂に承諾された。有田先生はセント・ルイス大学の御出身、御帰朝後石塚右玄氏を数年間補佐され、後に大本教医務顧問として久しく活躍された。大本教事件後は、深く亀岡の山奥に籠って出蘆《しゅつろ》（世間に出て活躍する事の意）されなかったのである。

有田ドクトルの温容に接する人々は、絶対的信頼の念を抱かれずにはいられない。そしてそのお歳を聞かれる人は、呆然として暫し我を忘れるであろう。有田ドクトルは七十二才である。然し誰が見ても五十代にしか見えない。医療すでに五十年、半世紀に近いその体験は貴重である。会員諸君は実に幸せである。

河内省一君は若い。フランスへ来たら十六才位に見られるであろう。もうそれでも三十才に近い。同君は一燈園精神を捧持し、下座の一行に住する人である。

有田ドクトルと河内医学士の如き敬虔信行の人を医務部に迎えた事は、私を雀躍せしめる。

その上に、まだ錦上の華がある。

白木博士！　四半世紀に亘る西洋医学的治療との苦労と努力を捨て、化学薬物と注射針を全く捨て、驀然（まっしぐらの意）自然医学に乗り入れられた博士は、京阪神地方の診察を一手に引き受けて東奔西走、席も温まる時もない上に講演会にも出て下さる。今度も九州まで来て頂く。それのみではない。今度、博士は東京本部にも毎月事情の許す限り出張され、医務部で御奮戦下さる事になったのである。

時が来たのである。

天の時、地の利、人の和、三拍子揃った。

矢でも鉄砲でも、超特重大爆撃機でも殺人光線でも、何でも来い！

有田ドクトルの温容は、春の夕暮れの様である。

白木博士は白樺の大森林の様に静かである。河内君は小川の様に柔和である。

林君は鳥のさえずる武蔵野の林の様に朗らかである。みんな陰性の人ばかり！（名前まで皆陰性！）ただ私だけが陽性で苦虫の様に暗く、タンクの様にヤカマシイ。陽一対陰三！然し、もっと戦闘部員が入用である。

続々各地から参加の決死隊員が来ている。本部いよいよ充実していく。それを勇将坂本提督が統率指揮されるのであるから、新造軍艦「瑞穂」は四海の同胞を恐ろしい病弱の怒涛から救援するに、必ず成功するであろう。

思えば変わったものである。

岡部会長時代の逆風、澤田会長時代の難航、……その間二十年、私が西洋医学の本部爆破を単身決行する為に渡欧中の約十年間、後藤先生、松田先生、林君は孤塁を守って死闘されたのである。思えば長かった、短かった！

すでに勝利は近い。もう後十年！　否、五年で十分だろう。

すでに参謀本部では、総攻撃の計画が出来た。

しかし、二度目の会長として帰り咲いた坂本一中将は、半年後の一九三九年（昭和十四）一月に急遽、自ら辞任してしまいます。辞任の挨拶文ではこう述べています。

桜沢および友清両氏の御懇請により本会理事に就任し会長の席を汚し、爾来会の隆盛と発展に努め社会公益の為社団法人たるの実を挙げん事に努力しまして、幸いに諸氏御承知の通り会館の購入ともなり会の体を得まして追次会の進展を見るに至りましたが、私も八十一歳ともなり且つ私の不徳により理事を辞することが最も適当と存じまするが故、今日の理事会を最後として実行致したいと思うのであります。

そして、「在任中出来なかった次の二つの事を他の理事者に於いて実行せられる事を希望し、又理事会の御承認を願う次第であります」と、次の二点を付け加えています。

一　会館購入に当たり会館応募額六万円に達せざりし為生じた不足額を個人より調達せし七千円を適当の方法によりこの際処弁する事。

二　会債に応募せし会員に対する償還と時の理事者に将来御迷惑を掛けざる為、購入の不動産を登記して担保に供する手段を講ずる事。

「虎尾山雑記」── 受難の時代来る ──

「食養会の新体制」がスタートして間もないときの受難を、誰が予想しえたでしょうか。桜沢が前文（「霞町より」）を書いた一年二か月後、照和十四年十月号「食養」誌の中に「虎尾山雑記」という記事を、また書いているのですが、その中の2の項に、「受難時代来る」の一文があります。

思えば二十余年の苦しいくるしい地底工事であった。それが終わるとバタバタと食養会は伸びた。発展した。世間の羨望の的になった。嫉妬の目の敵にもなったらしい。私はホット一息ついたばかりである。喬木風多し……

この二か月間に、林君は何回警察や警視庁へ呼ばれたかしれない。何回警官がドヤドヤ本部や分院へ這入ってきたかしれない。昨日は売店の品を、皆抑えられてしまった。私は自分一人でも節約して会員に使って貰おうと思ってここ二、三か月来、ゴマ油は使わない様にしている。その足りない油まで押さえられてしまった。缶に病名があげてあるのが悪いのだそうである。神経痛によいと書いてあるからいけないと言う事である。振出し薬は〔振出薬〕と言う名称で許可されているのに袋には〔振出し薬〕となっているから規則違反だと言う。地方の取次をなさる方々も今後御注意をされたい。（出版物は差しつかいなし）

――（中略）――

本部は受難の時代である。昨夜K検事にお越し願って色々お話を伺ったのであるが、そのお話の一節に〔ニュートンでも、ダーウインでも、ガリレオでもみんな官憲の圧迫や迫害を受けたものです。圧迫迫害があると言う事が道の伸びていくのに必ず不可欠の条件らしいです。〕と言う事があった。今我々は語るに忍びない様な屈辱を受けている。人の善い林さんでも、耐え切れないと言っている。道の為だから涙を呑んで膝を屈して、聞くに堪えがたき罵詈誹謗を煮湯の如く浴びて帰ったと言う。

（同文　4の項「食箋について」より）

この受難時代の前後には、「食養」誌上には毎月のように桜沢の論文・論評、雑記が誌上を埋めています。

「我らに食養サナトリュムを与えよ」（昭和十二年二月号）

「戦争と食養」・「霞町雑記」――ユダヤ人の世界独裁――自然医学――についての記述（共に昭和十二年十一月号）

「未曾有の大虐殺犯――ギャングは横行す――」（昭和十二年十二月号）

「医学博士　斎藤茂吉氏の暴論」（昭和十三年八月号）

「牛の乳を人の子に呑ませる迷信――厚生省と警視庁の当事者に与える――」（昭和十三年十月号）

「国民体位の低下の責任者は誰か」（昭和十三年十二月号）

「くだもの」（昭和十四年二月号）

「栄養病院の反国体思想」（昭和十四年四月号）

「戦争と摘み草」――世界的植物学者　牧野富太郎博士の講習あり――（昭和十四年六月号）「鹽に就いて――二木博士の塩毒論について――」（昭和十四年五月号）

「奈良田の七不思議」（昭和十四年九月号）

「秋のメランコリー（憂愁）――ある青年の死、西村君の死――」（昭和十四年十月号）

これらの題名を見ただけでも、西洋流の栄養学者や医師達の神経を逆撫でするような論評が目立っています。

この頃、桜沢が翻訳したアレキシス・カレルの名著『人間この未知なるもの』が当時知名度の高い岩波書店から出版されています（昭和二十七年には角川書店にて文庫化）。また同時期に実業之日本社から出版された『新食養療法』は驚異的なヒット作となり、桜沢は一躍彼天下に名を高めていました（ちなみに、筆者が六十数年前に購入したとき、書名は『健康と幸福えの道』と改題されていました。赤表紙の一九五一年度４０３版、定価３００円）。

しかしその反面、日本の国体を支える体制側の政治家、軍人、官僚、そしてその庇護の下にある医師や栄養学者、西洋かぶれの文化人達にとって、桜沢は目障りな存在になって行ったことは明らかでした。しかも学歴もない一介の野人が、日本の、いや東アジアの軍事政策にまで口出し（実は諫言なのですが）するとは何事かという、偏狭な彼等のプライドが、やがて桜沢の行為を医師法違反という法律の網にかけて、官憲の取り締まりを日に日に強化して来たことは、先に彼自身が述べていた通りです。

「つねにわれ　たゞひとりなり」――独白詩

桜沢は一九三八年（昭和十三）六月二十二日の朝六時、「彰化を発し、海岸線を台北に向かい、二十三日早朝のダグラス機に登場せんとして走りつつ海峡に落ちる陽を見て胸に迫るものあり、即ち筆を取る」との前書きを記して、長文の詩を書いています。

　つねにわれ　たゞひとりなり
我は見き　――たゞひとり――
はてなき海に落ちる陽を、紀伊の浜辺の松原に、黒き帯しめ、矢がすりの、洗い古りたる浴衣きて、独歩が筆の「少年の悲哀」を抱き、十七の春に分かるゝ、悲しみと、始めて知りし、人の世の情けに泣きて、立つ秋の夕べの浜の、涼風に去る日を思い、ラリ・ラ・ラといづくにか啼く、鳥の音に暮れゆく海を惜しみつゝ、くれゆく春を惜しみつゝ。

　われは見き　――たゞひとり――
台湾の瀬戸、大波に揺られて走る、年ふりし、万栄丸の甲板に、舵を取りつゝ、黒雲の堕り居向伏す支那海に赤き入り陽を、あるは又、波立ち騒ぎ風狂ふ、インドの海のその果てに蒼き夕陽を、
　あるときは金の煙りに咽びつゝ、血潮の赤けに染まりつゝ、砂漠に落つるアフリカの燃ゆる夕

陽を、
　あるときは、シナイの山のあらはなる焼石原を血となして、落つる夕陽を、
　あるときは、千古の雪をかつぎつゝ、雪を帯たるピレネーの、遠く連なる山脈の雪の白きに照り映えて落つる夕陽を、
　あるときは、ユングフラウの山巓の青き氷河にしみ入りて凍り果てたる　赤き陽を……また大いなる岩の如、氷りつめたる大木の森をひねもす走り行き、夕べは青きシベリヤの曠野の果ての中空の、むくろの如き月魂を、浮き出す如くてらしつゝ落つる夕陽を……

　我は見き　――たゞひとり――

赤き入り陽を、我は見き
黄なる夕陽を、あるはまた
青き入り陽を　爛れしを
山の高きに、海原に
曠野の涯てに、天馳ける
飛行機の上に

いつ、いづく、いかなる時もしかすがに
……われは　たゞ　ひとりなりけり……
いづちゆくとも　いつの日も
われは　たゞ　ひとりなりけり……
ひとりにて遠けき人を思いつゝ
はるけきものを慕いつゝ、
昔を今に思いつゝ、
はるけき夢を夢見つゝ、
悲しきことを思いつゝ、
激しきこゝろをおさえつゝ、
深き嘆きを抱きしめ、　さだめはかなき夢の世の、
短きいのち嘆きつゝ、　すでに吾が世の五十年、
すぎなん今に顧みて、　悲しきものは落ちる陽の、
とゞめんすべも返すべき、
術もすべなきこころなり。

赤く燃えつゝかくりゆく

はるけきものゝさみしさよ……
今にして知る　仮の世の
消えかつ結ぶ　うたかたの
さだめに　にたる　はかなさを。
すべも　すべなき　かなしさを
嘆きに似たる　驚きを、
愛にも似たる　哀しさを、
悔いなきものゝ　淋しさを……

われ　つねに　たゞひとりありき。
われ　なほも　ひとりし行かむ。

たゞひとり
心さびしく　たゞひとり
悲しきことを　思いつゝ
はかなきものを　愁いつゝ
いやはての日の　あるかなき

めぐり会う日の　あるかなき
未だ見しことの　なき人を
とこしえに　ゆめ相見ざるさだめをもちて慕いつゝ
愁ひたゝえて、われなほも
ひとりし行かん、
赤々と燃え盛りつゝ
落ちてゆく陽をながめつゝ
赤々と燃えさかりつゝ
落ちてゆく入陽の如く
われは　たゞ　つねに　ひとりし　行きゆきて
はてなき道のはてしまで
ひとりし行かむ、たゞひとり
思ふこと、恋ふひともなき
さみしさの国　まことの国に。

（ダグラス旅客機上にて那覇を俯瞰しつゝ書き終わる。六月二十三日朝九時）

いかにも孤独な、身を切る様な道を求める者の厳しさと同時に、哀しいまでの切ない心の旋律が、やがて消えゆく落日の光芒の中に和して、「たゞひとり　なおもひとりし行かむ」桜沢の固い決意と「悔いなき」姿が、浮かび上がって見えて来るのは私だけでしょうか。

つねに君ひとりならじ

この桜沢の詩に対し半年後、食養会同志の「日本（人）に適する衣食住」の著者・中山忠直氏が、次のような詩を寄せています。（昭和十四年一月号「食養」誌より）

常に我れたゞ一人なり」と淋しめる桜沢如一を慰むる歌

中山　忠直

はてなき海に落つる陽を
紀伊の浜辺の松原に
独歩の書ける「少年の悲哀」を
胸に抱きしめて
泣けるは君の若き日ぞ
（君知るや、君涙せし鳥ゐしを

我れは知る君をいたみて深く知る
「ひとり」は　君の性なるを——
されど「ひとり」は君のみの
「ひとり」にあらず誰とても
生きとし生けるものは皆……
君はひとりに非らずして

あの鳥こそはわれなりき）
君たゞ一人見てありき
台湾の海の上に
波に照り映え落つる陽を
また見てありきたゞ一人
風吹き荒ぶインド洋
舞ひ狂ひつゝ沈む陽を
また見てありぬたゞ一人
シナイの山の焼石の
原を血に染む入陽をば――
また見てありぬたゞ一人
千古の雪を頂きし
ピレネーの峰に暮るゝ陽を
また果てしなきシベリアの
雪の曠野に傾きて
地平に沈む夕陽をば――。
――かゝる時、君しみじみと涙して

我れいずこにも君とあり
時をり我れは鳥となり
また時をりは風となり
草木の形に身をやつし
或ひは水の姿もて
或ひは雲と現はれて
何時しも君と共にあり

わが名を強ひて求むれば
われはほゝえみて答へんか
一つの名をば造物主
また別の名を万象と

（最後の一節は実は蛇足なり。然れども此の四行を欠く時、全詩意を解せざる俗衆のため敢えて此の蛇

「ひとり」をつねに歌ひたり
（君知るや君の歌へる頬の辺に
そよ吹く風の過ぎけるを
あの風こそは我れなりき）

足を加ふ。実は書かざる暗示に如かず）

まるで相聞歌のような何とも友情あふれるこの詩を読んで、詩人ならずとも私達はいかに当時の食養会の先輩達がデリケートな感覚をもっていたか、また真剣に命がけで食養運動に取り組んでいたかを知ることができます。

しかし、悲しいかな、あまりにも急激に発展し拡大した社団法人食養会は、やがて内部崩壊を始めます。

その要因の一つが、田村町の壮大な新会館購入による過剰な財政負担のしわ寄せ、もう一つは桜沢の医師法違反の問題。

この二つが一挙に桜沢や本部スタッフの活動の中で、外部からの締め付けと同時に、僅か数人の内部不満分子による坂本元会長等との結託によって、遂には告訴騒ぎにまで発展します。その後に開催された食養会全国大会では長瀬巌氏から提出された緊急動議により、あらぬ策動の疑義（桜沢や林理事に対する正食品事業収入に絡んだ誤解等）は一旦晴らされたものの、結果として桜沢は理事の退任を余儀なくされてしまいます。

しかし、桜沢にとってはこれまで自ら築き上げてきた無双原理の世界観を、本格的に世間に知らしめるために、今こそ格好の時期に来ていたと言えるのかも知れません。

そしてその出発に当たって、次に掲げる「食養会よ！ さようなら！」の一文こそが、彼の大いなる決意の宣言であったのではないでしょうか。

それでは、私共は虚心坦懐、素直な気持ちでその一文を読んで見ましょう。

「食養会よ！ さようなら！」

思えば私の一生は淋しいものであった。

私は四年前フランスから一寸帰って来た。二、三か月の予定で帰って来たのである。そして全滅に瀕した食養会復興に努力する事になった時、私は林（仁一郎）君に一つの約束をした。

「よろしい。引き受けよう。しかし、二、三年で目鼻をつけるから、その後は君の責任だよ！」

その二、三年が延びて、三、四年になった。しかし、食養会は予想以上に立派になった。創立以来未曾有の発展をとげた。私が最初──二十余年前に会に関係し始めた時の事を思い返すとうたゝ感慨に耐えないものがある。あの四畳半位の借り間（それを無家賃で──）のボロボロ畳や、破れ障子や、埃の白くたまった机（チャブダイ）、古雑誌の山は夢の様に、今でも私の眼底にコビリついているが、もう会は帝都の中心に二百二十坪の大ブロックを占める三階建築の堂々たるものになった。

この間私は数万の私財を会の為に投じた。そしてもう二十余年と言う月日をこの道と会の為に投じた。そしてもう二十余年と言う月日がその間を隔てている。会員は実数二、三百人から七千に飛躍した。もう年内に一万人を突破する事であろう。事務員は私一人という時代から今日の五十余名にまでなってしまった。殊に最近は有力な、熱のある同志諸君も沢山出来た。

もう私は何も言う事はない。

しかし、一日私は自分を顧みて愕然とした。

私は二十余年をこの道の為につぎ込んでしまったのである。人間の一生をつぎ込んでしまったのである。そしてもう五十に近くなってしまった。その二十余年間、私の精と根の大部分をつぎ込んで私はこの道、この会の為に働いて来た。私の若さはこの事業の為に犠牲にされたのである。私は碁も将棋もトランプも花カルタも知らず、マージャンも玉突きも知らずに、たゞもう朝は三時四時から夜は十一時十二時まで、書いて書いて書きぬき、読んで読み通して来た。それは私の為の生活であり、勉強であった。それを私は勿論悲しいとも淋しいとも思うものではない。私はこの二十余年間を、生活の代と、研究や、会の資金を得る為と、この道の為この会の仕事の為とに使いつくしてしまった。それが出来た事を私は感謝する。

しかし、私はその間に、また食養以上の大きな仕事を発見してしまったのである。無双原理である!。これを普及する事こそ私の目下の仕事である。これこそより根本的な仕事である。これは食養より問題が大きい。これは食養の為に私が費やしたより以上の努力と計画が必要である。私は今や天下に食養会の為につくす事は十分に果たしたことを公言する事が出来る。何人にも恥じない、今日までの処私位会の為に長く苦闘した人はなかった。私は満足である。何という幸福であろう。私はもう、こゝいらで会に、左様なら、を告げて置きたい。もう左様ならしてもいゝ時だと思う。そして、遠くから会の成長を眺めて楽しみたい。天下を覆いつくすまでそれがグングン成長して行くのを眺めて楽しみたい。これは私がこの世で与えられる最大の楽しみであろう。石塚先生や西端先生や後藤先生に対して申し開きが立つと思う。もうこゝいらで私が引退しなくては後から来る人々を窒息せしめると思う。

二十余年間の私の体験は著書に講演に十二分にくどいまで書いて置いた。

私はこの年末に、実はフランスへ帰るつもりで、ひそかに決心をして、林君にだけは年頭からそれを洩らして置いたのである。それは当分一寸欧州の情勢やら内地の情勢で急には実現されないが、とにかく会の責任者の一人たる事だけはもう許して頂きたいと思う。

十月二十九日の理事会で私はその意志を表明して出席理事一同の御承認を得た。私は自由な身になった。私はそれを感謝する。勿論理事を辞した処で食養を止めた訳ではない。今後私は個人指導を出来るだけお断りするけれど、更に大きな目的の為に食養に関する根本原理の体系づけに専念するであろう。そして会と道の為に奮闘する人々に必要な材料武器を提供する事を続けるであろう。全ての著書をまとめ上げるであろう。その後に早く無双原理の大問題に手をそめる積りである。今後は研究生活に没頭して、二十余年間の努力をまとめたいと思う。

思えば私の一生は淋しいものであった。

家庭生活、人間生活を放棄断念し、独りで険阻な道を辿って来た。もうその人生にも秋の暮れが近づいた。収穫を急がねばならぬ。収穫を後から来る人々の為に急がねばならぬ。それを終わったら一先ず私の人生に於ける仕事は終了する。

それからホントウの「私の」新しい生活が始まる。それも苦難に充ちたものであろう。しかし、新しい地平を望む心もちは楽しい。

新しい遠い遥かな地平に望む無双原理の山は今の処小さい。

それも近づくに従って怪奇な激烈な景物の本態を呈するであろう。しかし、新しいワラジ（草鞋）を踏みしめる新しい旅路の出立は楽しい。無双原理は現代を支配するかに見える弁証法よりも偉大なものである。

長い間私に協力と後援を賜った方々に、深いふかい感謝を申し上げると同時にお別れを申し上げよう。新しい同志たちよ！　さらば！　私はまた孤独の旅をつゞける。曠野の旅に出る。諸君は食養会、この「健康の家」を世界中に拡げて下さい！　さらば！

今後も誌上で、あるは著書でまだまだ諸君に御目にかかる事は従前と変わりはないでしょうが、今後私や私の書き物は一個の自由な旅人の通信である。

会うは別れの始め、人生の行路はまことに朝霧のごときものである。そのはかない人生に於いてつきぬえにしを結んだ事を永久によろこびつゝ、私は別れて行かねばならないのである。さらば！険しい人生の行路で、奇しきえにしを結んだ人々よ、私の一生の家であり、道であり、事業であった食養会よ！　さようなら！

さようなら！

私の背に負っている袋には沢山あなた方の記念品が詰まっている。私の心にはあなた方の写真が一杯つまっている。私は毎日、曠野の果ての野宿のひまひまに取り出しては眺めるであろう。十年以前巴里の屋根の下で私がつけたある日の日記には、次の如き歌がたゞ一首書きつけられていた──

此れの世にかなしきえにしあるありて
妻よ子らよとよびしものかこれ

私はこの袋の中からあなた方の心の記念品や魂の写真を取り出して、どんなにか楽しい懐かしい憶い出に充ちた眼で眺める事だろう。そして曠野の野宿に、どんな夢路を辿ることであろうか？その私を夜の空から無数の星は諸君の心の眼の様に、時間と空間を超えて見守ってくれるであろうか……憶えば淋しい一生であった。

盛大な第三回全国大会をひかえ、第四十七回の誕生日を迎えんとして、深夜、瑞穂医院の一室のひとり雨をきゝつゝ、この筆をおく。

「食養会よ！　さようなら！」の一文（これより先に桜沢が書いたとされる「食養会のこと」という秘かに配布された告発文も含めて）が食養会の役員、そして会員に与えた衝撃は相当なものであったようです。

その反応はさまざまで、桜沢を身勝手と批判する一部の役員と、彼のこれまでの計り知れない食養普及活動に対する貢献を讃え理事退任を惜しみ反対する役員、会員の人達に分かれて、混乱状況はしばらくの間続きます。その様子を、その後に発行された「食養」誌上を通して、我々は窺い知ることができます。

しかし、何としても「全国大会」後に、一会員として桜沢の絶え間ない執筆活動の記事が、相変わらず「食養」誌上に掲載されているのを見るとき、彼の食養会に於ける存在の大きさと正当性を改めて認識させられる思いです。その辺りの様子は昭和十四年十二月号「食養」№３８４の中の桜沢の「身辺雑記」や、昭和十五年一月号「食養」№３８５に書かれている「新橋通信」を読まれるとよく解ります。

とは言うものの、当時の「医師法違反」問題については、社団法人食養会としての進退問題（場合によっては閉鎖命令）にまで及んでおり、桜沢の言う食養による実践活動が「教育である」とのロジックが通用しません。

やがて一年を出でずして、一万余の会員を有し華やかに展開された食養会の活動は、本部会館の処分と同時期、当局の指示により「食養」雑誌が他誌と強制合併させられ、№４０７号を以って廃刊、創刊以来三十五年余の歴史の幕を閉じる事となったのでした。

巻1・第七章　参考資料

「昭和二万日の全記録」（第五集）
一九八九年（平成元年）講談社発行　参照

「米穀搗精取締法制定ニ関スル請願」──児玉勝助と桜沢如一の働きかけ──について
昭和十年三月号「食養」参照

「食養会新体制での波乱のスタート」
昭和十三年六月及び八月号「食養」参照

「虎尾山雑記」──受難の時代来る──
昭和十四年十月号「食養」参照

「つねにわれ　たゞひとりなり」という独白の詩の発表　桜沢如一
昭和十三年六月　二十三日　朝九時記　引用

「食養会よ！　さようなら！」
昭和十四年十一月号「食養」より引用

第八章

詩人の魂をもった自由人

——戦時下に於ける桜沢の活動記録　その1

「食養会」から別れ自由の身となった桜沢は、
野人的経世家としての行動はますます活発化していきます。
しかしその言動は政府をはじめ医師や軍人らにとって、
まさに不都合な真実であり、それ故に妬みや反発をかい、
やがて国法を犯す犯罪者にまで仕立てあげられていきます。
それでもなお彼は危険をかえりみず、多くの著作を次々と発表、
心ある人たちに訴えていくのでした。

一九三七年（昭和十二）七月、盧溝橋事件をきっかけに始まった日中戦争が激しくなっていく中、桜沢は国民の「健康と食糧問題」について時の政府に度々意見を具申していきます。しかし「血を吐くほど」に叫んでも状況が変わらないと嘆いています。

次の文章は、『健康戦線の第一線に立ちて』の付録②に掲載されたものです。

総力戦下の食糧と健康――ナチス「血と土」主義と神ながらの道――

桜沢　如一

私は支那事変が始まるとすぐ農林省へ駆けつけました。私は自分の一生を遂にブチ込んでしまった食糧問題について、当時の政府のやり方を見ているに耐えなくなったのであります。こんなやり方では、いかに瑞穂の国でもすぐに食糧不足が来る、と信じていたからです。

それに私は七、八年前に『白色人種を敵として』（昭和六年版）ですでに警告した如く、支那事変を序幕として始まる日本対世界戦争は非常な大戦争で、未曾有の長期に亘るものであると見越していた上に、読者諸君御承知の如く、日に日に低下悪化する国民の健康問題の根本対策が先ず食糧政策の立て直しから始めなくてはならないことを二十数年来叫んで来た者でありますが、今こそこの日本民族にとって健康問題と食糧問題を根本的に解決し百年、千年いや永遠の政策を立てねばならない危機であると感じたのであります。

ところが農林大臣や米穀局長はなかなか会ってくれません。ながい間フランスで生活した私は、フランスに比べて日本のお役人と云うものは何んと云う複雑なものだろうと思いました。お百度をふんだ上、漸く大臣秘書官と米穀局長にだけ会ってもらったのですが、会って見、話して見て私は全く呆れてしまいました。まるで世界が違うのです。

一生を国民健康増進問題と日本精神の食物政策に捧げ、巨万の財をつぎこみ、狂人の如く全日本を説き廻り、子供に夕刊売りまでやらせ、遂に欧州まで出かけて数年間他流試合を試み、貧乏にすっかり身も骨も削られ、国家から一文も俸給をいたゞいた事のない私は、同じ食糧問題について高給を国家から受け、研究に多大の便宜をもち、実行にも力を与えられている米穀局長を全く同憂の士と思い込んでいたのであります。

ところが余りにもひどい印象をうけ取ってしまったのであります。二十余年、足を棒にして、血を吐くまで我々が民間を駆け回り大声に叫び回っても、上にこんな当局者等があるのでは、その努力が一向効を収めないのが当然であると云うことを直感しました。

当局者のお話を申し上げたのは、決してその人を云々する為でなく、実にこれが私共一人ひとりの問題であるからであります。私共は各々のうけた教養が全く神ながらの皇国精神とはおよそ正反対の対蹠物である唯物的思想であった事を嘆かなくてはなりません。明治以来の専門的、分析的、部分的、科学的教育がその根源であります。これは誰の罪であるか？　我々の罪であります。

一昨年、私が一生を投げ出して努力して来た国民健康運動（皇国神ながらの食し物の道として、全国民が祖先の貴族的精神を顕彰する唯一の道として実践躬行すべき国民生命の根幹たる食生活の指導原理を提唱する私の運動）が遂に津々浦々に普及し、数種の拙著が、数種数十版を重ねたとき、国民の病気を食い物とする寄生虫の如き医師や清く直く正しき日本精神を喪失した唯物的日本人は嫉妬、羨望の余り、警視庁や検事局に、私が非医者的行為をなすものと投書し、彼等にのみ特有の邪推をもって私の私生活に欠陥がある如く想像を逞しゅうして官憲に調査を要求しました。

（『健康戦線の第一線に立ちて』付録②１２５頁～１２８頁より）

桜沢の名が全国的に高まるにつれ、歯に衣着せない桜沢の言動に対しての反撃も激しくなっていきました。いつの時代でも経世家と詩人の魂をもった自由人に対する世間の風当たりは強いものでしょう。

この当時、全国紙新聞に「『むすび社』手入れ――インチキ教理で数千円巻上ぐ――」という見出しで、桜沢をまるで詐欺師のごとく報じた記事の一部を敢えて転載してみます。

西神田署では、数日前から神田区小川町二の二二「むすび社」社長京都市左京区岡崎南御所町一詐欺横領前科三犯桜沢如一（四九）及び同人の情婦同社販売主任王子区東十条一の六小川むつ（三五仮名）他数名を取り調べているが、彼等は一般嗜好品や手相で病気を診断、多額な食餌箋を押売りしてニセ医者を装っていたもので、一味は数年前から滋賀県大津町神真町五一に類似宗教結社むすび社を設立〔無双原理〕と称するインチキ極まる原理を説いた小冊子類を発行、前記神田の他大阪、京都、大津などにそれぞれ支所を設け、肺結核、痔ろう等悪質の病気を治すと機関紙を以って一般市民に呼掛け、深川区木場町四の五製材業伊藤史人氏（三四）下谷区下根岸六六某家執事林民之助氏（五八）など八十余名の患者から講演料と称して入会金三十円づゝを巻上げた後、患者の生い立ちや嗜好物を聞き、また人相手相などを見た挙句、言葉巧みに今時手に入らぬような食品名を列記した食餌箋を一回十円づゝ取って与えていたもので、桜沢は医師法違反で、身柄を送局、その他関係者は厳重処罰されることゝなった。

（昭和十六年十月「食養」臨時号より転載）

このような誤解と悪意に満ちた記事に対して、ひとり桜沢の弁護に立ち上がってくれたのが、当時読売新聞の論説委員をしていた商工省・農林省詰めの経済部記者、若手気鋭の安田庄司氏でした。

戦後のことになりますが、桜沢が安田庄司氏の亡くなったのを知ったのはインド滞在のときでした。そして直ぐこの件にも触れた痛恨の一文を、当時、世界政府・真生活協会（東京渋谷区西原町９２１）と呼称されていたＭＩ（メゾン・イグノラムス）塾宛に寄せています。

参考までに、長文のため、その一部だけを紹介します。

安田庄司という人（1995年GOL№931通信より）

アレは昭和十六年九月十五日だったと思う。あの日曜日を除く東京の大新聞の夕刊全部に私が西神田署に留置されている、という記事が出ていた。私はその夕刊を見ずに、軍事大臣代理のW将軍に招かれて新橋の料亭でウナギを食っていた。話がすんで夜おそく私は大磯へ帰った。翌朝十時頃になってはじめて新聞の記事を知り、食養会にかけてみると、今朝あの記事を見た西神田署員がドヤドヤのりこんできて私の身ガワリに川口トシと小川みち子を連れて行ったと云う。

私はスグ西神田署へ行った。トシとみち子が身ガワリに留置されている。その時ハジメテ私は法律という名の暴力のホントーの姿をハッキリ見た。何のツミもない若い女性を私の身ガワリに留置場にほうりこんでいるのだ。何という無道なコトをするのだ。私に用があるなら電話一本で私から出かけるのに、私がいないから、と云って他人を拉致すると云うコトさえ意外だが、二人はオビをはがれ、髪をバラバラにされていた。オビやカミをくゝるヒモは留置場では許されない。入れ替わりに私が入れられる時、出されていくみち子をチラリと見て私はドキンとした。オビとヒモのない女の姿ほど恐ろしいモノはない。食養戦線に立って私を助けている、というだけで、若い女性がコンナ目に会されるのかと思うと、私は身の毛もよだつ思いがした。しかしコレハまだ、始まりだった。四年後、空襲で全焼する甲府の街の刑務所に入れられ、五人の中三人が焼き殺された女性の中におしま姉（森山しま）さんが、私の身ガワリになって入れられていた。

――（中略）――

西神田署で私は十日バカリ留置された。その間に何十人の会員が呼び出されたか分からない。ミナ私の犯罪を捏造しようと云う目的のタメだったが、失敗におわったのだ。今、君は『コンパ』や『セカイセイフ』をもっているだけで、イツほうりこまれるか分からないと云うコトを覚悟しておくがよい。利長よ、アルカンよ、ダービンよ、トミオよ、ベルナよ、覚悟はよいか。私たちは三十万年の人間の歴史に前例のない生物学的、生理学的革命を企てゝいるのだから、ガンジイやレーニンやサワルカールや日蓮上人より何千倍も大きな法難をうけるのが当然だ。それをうけなかったら、私たちはマダマダ彼ら先駆者の足下にも近づいていないのだ。

ちなみに、ここに出てくる『コンパ』や『セカイセイフ』というのは、第二次大戦後間もなくＭＩ塾で発行されていた「無双原理研究」雑誌と旬間「新聞」のことです。この頃は、食物療法と医学評論専門の『サーナ』という雑誌も『コンパ』と同じく月刊で発行されていました。

以下、安田庄司への痛恨の一文の続きです。

西神田署の茶番劇の幕がおりてから数日後、私は又麹町の大きな料亭に招かれていた。そこで私は読売論説委員安田庄司君とその親友Ｉ君と話をしていた。安田君は読売があの夕刊で私の記事を出したことを詫び、ナゼあんなウソが朝日以外の全東京の大新聞の夕刊に出、その翌朝の全国新聞に出たかと云うカラクリを説明してくれた。その後新聞一ページ大の論文で堂々と読売論説員の名で私を弁護する文を送ってくれた。リッパナ、情熱のこもった文だった。安田君はソンナ男だった。

一面識もない私のために、I君のすゝめで会ってくれたバカリか、自分の責任でもない三面記事のために私に詫び、堂々三万字余の論文で職を賭して私を弁護した。私は日本で二人の男、たった二人の侠気のある男を知った事をこの地上の最大の幸福の一部だと思っている。いま一人は前満州国文部大臣田村敏雄その人である。

安田君は彦根の人だった。戦争になって言論の自由がなくなるとサッサと編集局長のイスをけとばして彦根へかくれてしまった。賢明と云うより愚直、卑怯ではなく勇ましい男であった。戦後、正力氏のあとをうけて、ツイニ五大新聞の一つにヨミウリを盛り上げ、盛んに欧米の学者や野球団や芸術家を招き、美術展をひらいたりして日本文化を向上させるために努力をしたのも彼だった。

この安田君が死んだ、と聞いたとき（それはニューデリーでだった）私は『エッ』とおどろいた。

――後略――」（なお、この記事は「コンパ」１０１～１０２合併号にも転載されています）

以上、話がだいぶん跳んでしまいましたが、しかし、この事件に関しては、その後の桜沢の行動を知る上で極めて重要なポイントであると、私は判断しています。

> 皇祖が三大神勅の根幹として示し給いし齋穂の教えを国民生活の中心思想として復活せしめることに全身全力を投じている私の運動が何条医師法に問わるゝ理由がありましょうか。係累を巷に捨て、この運動に身命を捧ぐる私に私生活がある筈もなく、まして間違いのあり様もないのであります。

この文言は、本章の冒頭の小見出しに掲げた「総力戦下の食糧と健康 ── ナチス「血と土」主義と神ながらの道 ──」という論文の中のほんの一部ですが、桜沢が「食養会」と決別してからの道程が、いかに誤解と医師法との闘いの中で、泥まみれ血まみれの厳しいものへと移って行くか、また、それに立ち向かって行く彼自身の固い決意がいかに強く表明されているかを読み取ることができます。

指導者達に向けて命がけの警告

一方、桜沢は、「総力戦下の食糧と健康」という論文の中で、第一次世界大戦の敗北によって過酷なベルサイユ条約を課せられたドイツの反撃が華々しく開始されたことを、興奮を押さえ難く次のように描写しています（ドイツは、先の欧州大戦で議長国であった戦勝国フランスの強い意向を反映したベルサイユ条約によって莫大な賠償金の支払いを課せられていた）。

暫く眼を転じて欧州の天地を眺めましょうか。そこには有史以来の大動乱が起こっています。その混乱の鉄と火と、血の大渦巻、大旋風の中にもヒトラアの一党は追々秩序を立てる事に電撃的成功を収めかけています。ヒトラア果たして勝つか？　七つ海を支配する英国勝つか、はた又世界転覆陰謀団ユダヤ財閥が漁夫の利を占めるか、今にわかに予断を許しませんが、トニカク、その中でもヒトラアの旗色がやゝ少なくとも外見だけは、攻勢を示しています。

ヒトラアのナチス・ドイツにあの成功を収めせしめたものはその総力戦、高度国防政策ですが、その中でも最も根幹となっているのは、その農業大臣兼農業最高指揮官たる若き羊飼ダレエの『血と土』主義であります。それが人口問題、食糧問題、民族精神問題、健康問題、従がって教育問題の基本原理となっているのであります。

私は昨年中野正剛氏がこのナチス・ドイツの聖典を持って帰朝されたのを聞き、これを畏友黒田禮二君に依頼して翻訳を得、有馬頼寧伯の序文を得て信陽堂より先日出版させたのであります。

——省略——

先日私は飯村中将が総力戦研究所長に就任されたのを聞き、次の如きダレエの言葉を送っておきました。

『衛生学や医学がなんだ！　――戦線の兵士は光線も空気も不充分な、そのゴミの多い、蠅や蚤の多い、食事の不十分な塹壕で沐浴せず、土の上にごろ寝をしたり、長い時日、待機したりしている間は健康そのものだのに、却って安楽な生活と豊かな栄養に恵まれるとグングン病人が増すではないか！

ドイツの娘で母になる資格（生理的）を備えているものは僅かに十四％に過ぎない。残りの八十六％の娘達は不妊症（子宮後屈、内膜炎、発育不全その他）か妊娠したら斃れるか、妊娠させてはならない断種組である。八十六％の不妊子宮は数百万人の男子を殺す戦場よりも恐るべきものである。余はこの点に就いては憂慮と云うよりも、むしろ絶望をおぼえるものである』

そして最後に私はこうつけ加えたのです。

日本の現在の実状は如何？　日本母性女性がドイツより優れていると思召さるや？　又、ダレエは『憂慮と云うよりも、むしろ絶望を覚えるものである』と告白しているが、閣下は如何?と。

まだお返事は来ません。必ずや私の意を汲んで善処さるゝでしょう。

諸君はこのダレエの言葉について如何なる意見と自信をもって発表されるでしょうか。

（上掲付録論文②より）

欧州大戦の状況が刻々と激変して行く中、日本に於ける桜沢の行動はこれまで以上に対国家、軍人、検察、医療、教育関係者との軋轢の中で、更に厳しさを増して行きます。

しかし、彼は死にもの狂いでその弾圧の中、あくまでも日本人としてアジア人として、また世界人としての高い意識を持ち、その立場から日本国民に向かって、とくに日本の指導者達に向けては命がけの呼びかけ、警告の言葉を発信して行きます。

ちなみに前掲の書『健康戦線の第一線に立ちて』の扉のページには、黒枠入りでこんな苛烈な言葉が掲げられています。

■日本の指導者諸君につぐ

近衛公以下日本のあらゆる指導者諸君！　この重大難局にあたり、諸君が、皇国神ながらの道世界観無双原理の体得実践することに全身全力をあげて努力しないならば、諸君は十年を出でずして前欧州大戦後ドイツが具さに嘗めた如き不幸と悲惨のドン底に日本を沈没せしめるであろう。敗れたフランスの責任者が銃殺された事を明記せよ！

本書は戦慄すべき日米独健康戦線の現状を正確な数字で示しているが、それは日本国民を戦慄せしめるためにかゝれたのではありません。

先ずその第一部、死闘篇において世界民族総力戦下における日本及び独逸、米国、英国各民族が死闘する健康戦線第一線の戦慄すべき悲絶惨絶の現状を報告し、第二部、勝利の栄光編において、

（一）最後の勝利への道が神ながらの道であること、
（二）ヒトラア総統が神ながらの道を志す人であること、
（三）ナチス・ドイツの悲惨なる健康戦線の強化は、その世界観を皇国万世不易の丕基、宇宙の秩序、永遠なるものゝ姿、神ながらの道に完全に合致せしめるにあるのみなることを主張するのです。

読者は本書で、大体アメリカの健康戦線の悲惨な現状を知り、それより悪く、それより戦慄すべきナチス・ドイツの民族健康戦線の実状を見、さらにドイツよりも悪い日本民族健康戦線の惨状を知るでしょう。そして最後に『勝利と栄光への道』を望むでしょう。

この文章を読む限りにおいて桜沢は、ダレエの『血と土』主義を容認しているヒトラーが『神ながらの道』を歩む同志であるとの見解に立っています。したがってこの時期の経世家としての言辞は、後に日独両国が敗戦した結果、当時の為政者の迷走、また急進的な軍人達の国粋主義と混同、誤解され、批判の対象へと転化していった経緯は、皆さんご存知の通りかと思います。しかし、桜沢が残した膨大な文章（手紙なども含め）や著作を見ていくと、それは一面的で表面的な見方でしかないことがわかってきます。

世界観の集約された桜沢の著作

この時期に書かれた桜沢の著作の中で、極めて重要な世界観の集約されたこの他いくつかの書物を取り上げ、かつてない大規模な世界戦争という暴力世界の下で彼がいかに身を処して行ったか、それを知る手掛かりの一助として読者の皆さんと共に考えてみたいと思います。

まず『**自然科学の最後**』（昭和十六年十二月発行）の中から、第一章の主要部分を紹介しましょう。（15～18頁まで）

■科学は無常である

人類の歴史を振り返って見ると、科学が大きな問題を起こしたことが三、四度あります。

第一は地動説――太陽や星が地球の周囲を動くのではなく、地球が自ら動いているのだという断言で、一六、七世紀の西洋の人々は大変驚いてしまいました。まったく天と地が転倒してしまった程おどろきました。しかし、これは当時いろいろな大問題を起こしたにもかゝわらず、案外あっけなくすんでしまいました。それは、別に天地がひっくりかえることではなかったし、神の存在や力が否定されるわけでもなかったし、又二千年も前から一部の人々には分かっていたことでもありましたからです。

日本ではふしぎに、この地動説が大きな問題にはなりませんでした。それは、もともと日本人が、人間中心の世界観をもっていなかったからであり、日本の世界観はすでにとっくの昔から、人間の哀れさ、はかなさ、宇宙の広大さ、荘厳さを知り尽くし、太陽こそ生命の根源であると云う直観的叡智を、我々の祖先がもっていたことを示すもので、又、個人主義でなく、国家主義、全体主義、八紘一宇、物心一如、万物一体の永遠不変の真理、所詮、万世不易の丕基を握っていたことを証明するものでしょう。

第二は進化論──これが又大きな問題を西洋全体になげつけました。これは生物学的な方面ばかりでなしに、政治学、経済学、社会学、心理学、哲学、ことに宗教のほうにまで大きな影響を与えました。しかし、日本には、西洋ほど大きな影響を与えなかったようです。なぜかと申せば、この進化論も、地動説と同じく、人間中心主義、人間の天上天下唯我独尊主義を粉砕し、万物の霊長たる人間を哀れなアミーバの親類に引きずり下ろしたのですが、日本ではもともと人間がそんなに尊大な傲慢な精神をもっていなかったからです。

第三は産業革命──高速度交通機関、これは進化論より少し前から始まり、今日に及んでいて、純然たる科学的発明でなく、むしろいろいろな科学的な発明の応用であります。この科学的な進歩は、進化論や、地動説よりも、もっと大きく人間の世界を大きくゆさぶり、おどろかせ、変わらせました。これには日本もずい分影響をうけました。これは地動説や、進化論とは反対に、人間を尊大ならしめるものでした。世の中は総てかくの如く、卑下と尊大、進歩と退化、左傾と右傾相次いで起こり、一見対立的でありながら、実は互いに因果関係があるのです。

例えば進化論は信仰心を一般的に減殺した様ですが、実は、信仰の名の下に紛れ込んでいる偶像崇拝の迷信を一掃し、真の信仰への道を開いた事にもなります。進化論は単純なものが複雑なものに進んでゆく道筋を発見し、系統づけたにすぎず、それはやがて、その進んでゆく力、進化の原動力――生命力、神――の存在をくっきり浮き彫りにし、大写しにすることになるのですから。

又産業革命、高速度交通機関等は、始め、人間の活動を自由にし、その範囲を大きくする様に約束しましたが、それは却って世界全体を狭く小さくしてしまい、その結果至る所で衝突が起こり、ますます大きく悲惨な戦争を招くことになってしまいました。エジソンが、その生誕八十年祝賀会で述べた様に、科学は、人間に幸福（実は利便）を齎《もたら》したが、それ以上の不幸をも招いたのです。

第四は量子説の出現。これは科学が人間の最高位の文化を建設するものであると云う自信と誇りをいたましくも粉砕してしまいました。科学は物質を手がかりとして、世界を作り上げる事をねらいとして来たのでありますが、その唯一の手がかりである物質の本体が、絶対に人間には不可解なものであると云うことが、量子説によって決定的に明らかにされたのです。これが現代科学の最高峰と云われるド・ブロイー、シュレジンガー、ブランク等の科学会の巨人の業績であります。これはガリレイの地動説以来、大きな未来を約束された科学の終末記であります。デュ・ポア・レイモンやポアンカレはすでに十九世紀末に今日あることを予言していたのです。

つまり、科学は地動説から量子説まで、何回かその全貌を変え、ヒルテイの云う如く、科学の学説は二十年以上の寿命がないのです。科学は無常であり、生まれつきの虚弱児童であります。

これだけのことを心得ておいて、科学の過去と現在に今少し近よって見、将来の運命を無双原理によって判定しましょう。

そして桜沢の力強いペンは、

第二章　物質の神秘（一～四）
第三章　推理ということ（一～五）
第四章　起源について（一～五）
第五章　精神の本質（一～二）
第六章　科学の本質　（一～五）
第七章　世界新秩序の黎明　（一～七）
付録　健康の六大条件

と、２８５頁まで続きますが、とくに第七章の論考　①科学の最後②二は一に帰す③デユクハイム氏の立場④認識の本質⑤エネルギー一元論と生命一元論⑥古事記に現れたるむすび世界観⑦むすび等には、味読すべき言葉がふんだんに述べられています。

『新しい栄養学』について

次に、一九四二年（昭和十七）に出版された『新しい栄養学』と銘打った本を紹介しましょう。５００余頁もある本なので簡単にダイジェストするわけにもいきませんから、せめて「はしがき」の主要な個所と目次をお目にかけますので、興味を持たれたところからぜひ読まれることをお奨めします。

この本の始めの方に「本書を、人に知られずして、すべてを生み、かつ育む悲しき母性に捧ぐ」と云う献辞があり、母性を讃える長詩が掲載されています。

すべての偉大なる人物は母から生まれ
母の手で育てられる！
ゲーテよりもゲーテの母！
野口英世よりも野口英世の母！　（――後略――）昭和十六年十二月

この詩は、当時桜沢が渋谷のガス会館の講堂で、お母さま方のための「健全生活学校」を開いて（五年間毎土曜日）、高等栄養学を教えていたときに作ったものというコメントが記されています。おそらくこの詩には、苦労しながら若くして亡くなった自分の母親への想いが、十二分に含まれているものと推察されます。

この著書の「はしがき」を見て行きましょう。

> 本書で私は栄養学にことよせて大東亜や世界の新秩序の基礎が『正しい食物』と『正しい調理』と『正しい食事儀礼』から始まらねばならない理由を示します。これは八紘一宇の栄養学であり、新しい世界の宗教であります。これは簡単きわまるものでありますが、何分滅私の第一歩でありますから、実行は少々困難であります。しかし、これを承認されない方は日本人ではないということをお忘れになってはいけません。
>
> 食物は生命の第一条件でありますのに、食生活の指導原理というものが現代でははっきりしていません。僅かに西洋輸入の栄養学によって、食物の成分の一部や、その性能の唯物的な部分的な見解が示されるに止まります。生命の地図は如何にくわしくても部分的であれば、何の役にも立ちません。それは実用的なすぐに役に立つ生命全体、人類全体の秩序を示す地図でなくてはなりません。
>
> そこで私はこの部分的な、唯物的な西洋栄養学に秩序をつけることをこゝろみて見ました。こ

の最も困難な生命の問題さえ解決すれば、他の問題は何でもありません。食物の生命におけるとよく似た、燃料や、エネルギー源の文化における難問題にしろ、政治、教育、思想その他一切の問題は苦もなく解決する途があります。生命が分からない限り何を論じても無駄です。

――（中略）――

西洋の栄養学はまだ生まれたばかりで、その母体の唯物主義、個人主義の乳臭を脱していません。それは東洋や日本にとって最も恐るべき外敵の大軍よりも恐るべき内敵（大衆の個人主義、享楽主義、唯物主義）と結びつき、内乱を起こし、内部よりの崩壊を起こす敵性思想であります。物心一如、滅私奉公、八紘一宇、四海同胞、一視同仁の世界観と個人主義、唯物主義、享楽主義、自由主義は全く正反対の考え方でありますから、かならず早晩食うか食われるかの決戦がなくてはすみません。それが大東亜戦争です。

それを十数年前に予言した私は、かのガンジイの師ヴィヴェカナンダの如く、単身欧米を駆け回って思想戦で片付けようと思ったのであります。ヴィヴェカナンダは真正面から西洋の個人主義、唯物主義、自由主義、文化と栄華の名において、黄金経済で世界を制覇する享楽主義の思想界に切り込んで行って、またゝく間に欧米をなで切りにし、遂に欧米思想界を席巻したのでありますが、惜しくも三十九歳を一期として切り死にをしました。

私は栄養学と医学と云う一角に敵性思想の死角を発見し、単身欧州にわたってこれを爆撃することに十四年間死闘をつゞけましたが、微力にして遂に五十歳に及んでしまいました。その途端に大東亜戦争が始まりました。私の予言した東西の相剋は本格的な死闘になってしまいました。ヴィヴェカナンダに対しても恥ずかしいのですが、所詮これが人間の運命でしょう。人類の最高文化の創造、八紘一宇大理想荘厳の祭壇には、おびただしいいけにえと爆薬の香をさゝげなくてはならないのでしょうか。

　これでお分かりでしょう──私の『新しい栄養学』と云うのは、従来の英米ユダヤ的個人主義、あの世界を制覇した黄金王朝の新鋭兵器『自然科学』、その一応用編たる唯物、個人主義の栄養学ではありません。一見その正反対である滅私、唯心、奉公の栄養学なのです。これとそれとは一見たしかに正反対の様に見え、そこに自然誤解や闘争も生まれるでしょう。しかし『自然科学』も真理と自由を探求するものであり、『滅私奉公』も実はおなじものを守ると云うのであります。一体全体どちらが正しいのでしょうか？　それともどちらもまちがっているのでしょうか？それを私は今審判する必要をみとめません。たゞ、いずれは双方が相互に理解するものであることを断言しておきましょう。

──（中略）──

とりわけ、御製

いく薬もとめむよりもつねの身のやしない草をつめよとぞおもふ

わが国は神のすえなり神祭る昔のてぶり忘るなよゆめ

私はこの創造的日本精神から西洋流唯物主義、個人主義、栄養学を検討し、その取るべきと取らざるべきを、おおよそ本書において明らかにしました。私は絶対的に西洋流自然科学や栄養学を排斥するものではありません。

八紘一宇はその名の示す如く、絶対に何物をも拒むものではありません。たゞすべてのものにその所を得さしめること、秩序をつけること、すなわち絶対不変、万世不易、丕（まこと）の根拠を指導原理として与えることによって、あらゆるものを生かすのであります。故にこれを生々発展の道とも、創造的とも申すのであります。

――（中略）――

本書で私は幸福の第一条件たる健康を、食物のみで確立する方法をときます。しかし健康が人生の最高の目的だというのではありません。その健康を確立するには皇祖建国の大理想実現の一捨て石として役に立つためなのです。

古人は力強く高らかに歌っています。

男子やもむなしかるべきよろづ世に語りつぐべき名はたてずして

また、なすことのなくて終わらば世に長きよわひをたもつかひやなからむ

まことに人類の歴史始まって以来空前の大事業たる建国の理想荘厳のために滅私し、挺身し、奉公するための健康を造る栄養学こそ我らの新しき八紘一宇の栄養学であります。

──（中略）──

三十一年一日の如く食生活の指導原理を説くことに始終した私は、今日では民族の健康も、国家の生成発展も、新東亜の秩序も、進んでは世界の秩序も、単に政治や、戦争や、科学や、道徳や宗教や芸術によって完成されるのでなくて、たゞ八紘一宇の無双原理世界観によって、生命の根源、正しき食物の倫理、新しき栄養学を把握し、体験し、行事するやさしき母性の教育の完成によってのみ達せられるゝものだと云うことを確信するものであります。

二六〇二年神武天皇祭の日　　如一

目次

はしがき　（ほゞ既述の通り。筆者）

第一部　①大東亜戦争の行く手　②食糧問題の重要性
③旧式ユダヤ栄養学の敵性、唯物主義

第二部　①生命とは　②食物とは　③健康とは　④無双原理
⑤身土不二の原理

第三部　①食物の成分　②水　③無機質　④炭水化物
⑤蛋白質　⑥油脂　⑦ビタミン　⑧カロリー説

⑨消化と吸収　⑩消化と云うこと

第四部　①正しい食物とそのえらび方　②植物性食品について

③動物性食品について　④その他の食品　⑤正しい調理

⑥正しい食法

第五部　①母性は文化の源泉　②西洋栄養学貧困の原因

③マッカラム博士の食生活原理　④日本精神と世界観

おわりの言葉（ここには、五十歳の時の彼の赤心が語られています）

この本の中には、かなりの頻度で「八紘一宇」と言う言葉が使われていますが、第二次大戦後はＧＨＱの指令によって神道・軍国主義・国粋主義などの言葉と共に、公文書及び教育現場での使用を禁止されました。理由は日本の海外進出を正当化するためのスローガンとして用いられたためです。その代わりに自由・平等・人権尊重、そして民主主義などの新しい国造りの指導理念が導入され、貧困生活の中で苦しむ多くの日本人にとっては、しばらくの間解放感に満ちた日々が続きます。そして、その後の日本が足早な経済復興の途上で、所得分配をめぐって政治的社会的混乱を招いていったことは、皆さんご存知、ご体験の通りです。

参考までに八紘一宇という言葉の出典について簡単に紹介しますと、

「大正初期に日蓮宗から在家宗教団体『国柱会』を興した田中智学が古代神武天皇の宣言に着眼、『養正の恢弘』という文化的行動が日本国民の使命であると解釈、その結果『掩八紘而為宇』から『八紘一宇』を道徳価値の表現として造語した」と言われています。

（島田裕己「八紘一宇　日本全体を突き動かした宗教思想の正体」参照）

『夢と情熱の世界』──P・U経済原論

次に桜沢が山梨県の日野春村にいた頃に纏《まと》めた、いかにも情熱の詩人・桜沢にふさわしい本を紹介します。

『夢と情熱の世界』と題する本の出版は、一九四四年（昭和十九）六月印刷、発行となっています。しかし原稿は、必ずしも出版直前に書かれたものだけでなく、同書付録一に収録されている「安南の悲劇」などのように、昭和六年八月南ベトナムのサイゴン（現在のホーチミン市）の客舎で綴ったと云う十年以上古い論文もあります。

この書きものについては後述しますが、フランスの植民地政策を告発したもので、ベトナムの歴史を理解するというだけでなく、東洋人と西洋人の違いを知る上で大変貴重な書き物です。桜沢の活動の広さと深さを知る上でも、皆さんに是非読んで頂きたいものです。

それでは前書の紹介にならって、『夢と情熱の世界』の「はしがき」から繙《ひもと》いて行きましょう。

おいおい出版ができなくなって来ました。

もう間もなく出版出来なくなるでしょう。そうなると、私はいよいよ山奥でコツコツ百姓をやります。うれしい宿望の日がおいおい近づいてきます。私は一日も早くそんな日の来ることを望むのですが、その日になるまで今しばらく書きつゞけなくてはなりません。借金があるからです。私はたくさんのお金や、紙や、りっぱな万年筆をお預かりしています。それを私は次の様な本にしてお返ししたいのです。

P・U経済学（又は『経済の秩序』）

お母様読本（『P・U教育学』）

神勅と政治（世界政治の指導原理）

P・U物理学

P・U化学

P・U生理学

P・Uの医学、生化学。地理、産業原理幸福論、……いくらでもあります。みんな『バイキンの国探検』以上の面白い読み物として、一切むずかしい言葉を用いずに！　物理や化学はトテモおもしろい本になるでしょう。けれど経済学とか政治とかになると大分むずかしい。

しかし『無双原理の研究』第四期十二編、二千数百枚だけはゼヒ書き上げたいと思います。これでもうおしまいです。この叢書四十八編は私の最後の著作です。これだけはキット書き上げるつもりです。出版が出来ねばガリ版（鉄筆を使ってガリガリの鉄板の上に乗せた原紙に文字を書いて謄写印刷することとの意。筆者註）でもやりましょう。それから先は主として、十年前に着手した、欧文の著作に帰らせてください。

まずヤッカイな『P・U経済学』をやっつけましょう。それからおもしろいお話ばかりしましょう。此の本が少しおもしろくないのをガマンしてください。

二六〇三・一一・一一　筆漁荘にて　如一

目　次

はしがき（既述の通り）

一、シュリーマンの一生――夢と情熱で経済を突破した一北欧人

二、神と富――経済学とは何か

三、世界黄金王朝の君臨――経済が宗教の位置を占めたワケ

四、『赤ゴムから白ゴム』へ――血まみれの欲望経済学の歴史の断片

五、弱肉強食の経済学

六、X（C5　H8）の秘密――スヴエトペリー教授を負かすジャガイモのバイキン

七、狩猟経済学と勤労経済学——衣服の乱用　虚栄心　精神的無力
八、食生活の乱費の一例——砂糖だけで三十年間に六〇〇億円
九、住居、教育、医学、宗教等の乱費——トミとツミ　サボンとハミガキの害毒性と損害
一〇、むつかしいゴットル
一一、アダム・スミスの『富国論』
一二、マルサスの『人口論』
一三、ポール・ラファルグ夫妻の自殺
一四、ローザ・ルクゼンブルグ
一五、マルクスの審判——鬼に機関銃
一六、P・U経済（真生活）原論
一七、『むすび』経済学——『真生活』運動の樹立

さらに付録として読み応えのある書き物が、以下204頁より337頁まで133頁にわたって、次のような表題で収録されています。

一、安南の悲劇——白色人種世界覇権　有色人種勃興の犠牲史
二、飛騨の精進料理

三、第二戦線を作戦せよ ── 食糧問題は健康問題なり　全世界を得るとも　生明を失わば！
四、戦争生活の設計 ── 戦争生活即『真生活』運動の開始
五、『神勅相違なければ日本亡びず』
六、空襲来たりなば
七、真理（マコト）を守るもの ── P・U・Mについて
八、『行と業』
九、真実と現実のムスビ ── 『業《ごう》』を『業《わざ》』とし、理想を現実の生活とし、カミをトミに、サチをフクに転化せしめるP・Uの秘法
一〇、富作りと罪作りの例 ── 罪とはP・Uを知らないこと
一一、戦時産業の『真生活』化

以上、これらの書き物の中で現在私たちにとって、とくに再読の価値のあるものは先にも触れたように「安南の悲劇」であると、私は思います。

かつて日本が韓国、中国、そしてベトナムをはじめ東南アジア各地へ、大東亜共栄圏の建設、八紘一宇の実現と云う大義名分の名の下に進出、侵略して行ったという負の歴史を省みる上で、東西両文明の相違、その目的行動の比較論としても、このレポートの中には自ずから観えてくるものがあると思えるからです。

また現実に、二〇一九年（令和元）の現在、かつて桜沢が播いた正食（マクロビオティック）の普及活動をベースに、ベトナムの熱心な正食実践者のグループの人達と親しく交流、さらにその誤りなき普及に努力されている気鋭の桜沢研究者・安藤泰弘氏が身近にいるということは、改めて私達がもう一度マクロビオティックについて世界的視野に立って考える上で参考に、そして刺激にもなるのではないでしょうか。

戦後七十年を過ぎた現在、インド、ベトナム、タイ、そしてミャンマーなど東南アジア系の人達の温和な対応とは別に、中国、韓国の人たちからは歴史認識の問題を通して執拗なまでの反発と反省を、未だ日本人は強いられています。とくに両国に対してはこれまでお詫びの言葉と共に、相当な解決金と政府開発援助資金を支払ってきました。したがって戦後処理はすでに解決済みであるというのが日本の主張ですが、残念ながらそれが理解されていません。これもひとえに昔からの誇り高き中華思想（自国が世界の中心）と、片や長い「恨」の歴史を持つ小中華思想（中国に次ぐ韓国）の現れと見るべきなのでしょうか。

最近では中国の習近平首相が、経済軍事面で世界の大国となった勢いに乗じて、「一帯一路」というかつてのシルクロードの繁栄を彷彿させる大胆な覇権構想を打ち出しました。これもその現れの一つと見ることができるのかもしれません。

閑話休題2

「泣くと言うこと」　陰陽山登行のメモ

私は日記というものをつけない。ポケット日記を丸善からもらうけれど、それさえ、そしてメモさえつけない男である。そんな時間さえ見出せない程忙しいのである。それでも昔の少年時代代の日記を思い出すとなつかしい。二十数年前に欧州へ処女航海をした時の日記などは、ことに面白い。たくさん下手なスケッチが入っている。スケッチと言うものは文章よりも、生々しい記憶を呼び起こしてくれる。

思えば三十余年にもなる。私は少年時代から『易』の神秘に心引かれていた。その陰陽の道をひとすじに辿って今日まで来たことを、私はしみじみ幸せだったと思う。よく脱線しなかったと思う。その道は細い、あるかなきかの道であった。人の通ったらしい跡は殆んどなかった。

十七、八年前に私は余り人の行かないアルプスやピリネーへ、独りで上った事がある。その道は岩ばかりで、道らしいものはなかった。岩ばかりであるから草も木もないし、人が何千人何万人 —— 何百年通り続けた処で、自ら小径でもつく訳がなかった。私の辿ってきた陰陽の道は、あんな山道にも比すべきものであった。

しかし、もう三十年にもなる。もう頂上も近いらしい。眼を上げると千古の白雲が、紺碧の虚空に輝いているのが迫って見える。それはあたかも人間の小ささを笑っているかの様だ。

私は、しかしここへ来るまでに、いくど死の危険に晒されたか知れない。何度、死の吹雪、死の嵐を突き切らなければならなかったか分からない。あのファンク博士の映画『モン・ブランの嵐』に見る様な凄まじい雪の嵐や、リリエンスタールの映画にある大雪に何度逢ったか分からない。

私は嵐を突っ切ってきた！　苦しい道だった。

病気、悪い病気、恐ろしい病気、病気よりも恐ろしい人生の行路難！　二十一歳である南米貿易商に入店し、間もなく不況のために解雇され、生まれて始めて貰い出した月給というもの（五円）にハグレてしまい、始めて人生の路上にルンペンとして放り出された時の悲しさ。センチな文学青年の悲しさに私はその時、世界が真っ暗闇になった様に感じたものである。その時その店の支配人は、何の予告もなしに、手当もくれずに私を放り出してしまった。私は茫然として途方にくれた。あの時のやるせなさを、私は今もなおまざまざと思い出す。しかし私は、何という幸せな事だか、ちょっとでも人や物を恨むことを知らない様に育てられて来たので、支配人を恨む様な惨めな苦しみは味わずにすんだ。今では感謝さえしている。

ルンペンの悲しみなどは、それから後に来た苦しみに比べると何でもないものであった。家庭を持ってから私のほんとうの苦しみは始まった。社会的地位が進むにつれて、私の苦しみは深刻になって行った。みんな持って生まれた私の特異な性格の然からしむる処であった。それが陰陽の峻険な道であったのだ。その道は進むにつれて、厳しくなり、進むにつれて嵐はヒドク激しくなって行った。

私は苦しんだ。私は泣いた。私は死ぬるかと思った。だから私は今でもよく泣く。映画を見てもすぐ泣いてしまう。キマリが悪いほど泣ける。瓦本さんの闘病記を読んでも泣いてしまう。そして悪いことに、泣くことを幸福だと思っているらしい。泣ける人は幸福だと思う。『ドン底』の映画を見ても私は泣いた。まだ苦労を知らないS君は、アンナつまらない映画はない！　と言う。そんなつまらない映画を見ても、私は泣くのである。

私は昔、文楽を見た。そしてボロボロ泣いた。人形の芝居を見て泣いたのである。その時、私の傍らにいたある若い女性は、ケロッとしていた。私はその顔を見て『この女は西洋人かしら』と思った程である。

泣ける人は幸福であると、私は思っている。私はまだ泣ける。何という幸福だろう。涙がなかったら、この人生は砂漠の様であろう。涙を知らない人は、砂漠のような生活をしているのだろうと思う。何一つ不足がなくて、泣く様な事がなかったら、何という淋しい人生だろう。

今、私は、下界を見下ろすと、沢山の人々が、私がかつて苦しんだ涙の谷で、憂愁の霧深く立ち込める森で、途方に暮れているのが見える。その人々の声が、かすかに聞こえてくる。毎日、私はソンナ人々から手紙を貰う。そんな人々に私は声をかけたい。

諸君！　泣けよ！　泣けよ！　涙は心を洗う。

泣いて、泣いて、その涙が流れて、諸君の心の国、肥沃な大地にするのである。あの『大地』を見たまえ。あの『阿蘭』の嘆きを見たまえ。

諸君！　しかし諸君の内に、少しばかりではあるが、毒ガスの様な涙を出している人々がある。その涙は諸君の身を亡ぼすものである。又、周囲の人々を毒する。それは恨めしさの涙である。人を恨み、天を恨み、地を憎悪する涙である。恨めしさの涙なら、注意したまえ。

恨めしさ、悔しさ、嫉ましさ、憎しみの涙は我と我が身を殺すものである。それはイペリートよりも恐ろしい。毒薬である。自己中心、天上天下唯我独尊のエゴイストの涙である。

美しい真珠の様な涙を、惜し気もなくこぼす人にならなくては不幸である。

美しいダイヤモンドの様な涙は、愛の涙である。それはハラハラと桜の花の様に散る。

それは人を慰める。それは人を幸せにする。

それは深い水を湛えて、千古の山奥の池の様な静けさの結晶である。

人のために流す涙は、月の雫の様にうつくしい。

愛の涙に、闇夜の空の星の様に光る……。

悔しさ、恨めしさの涙を流す様な人はきっと病気をその心か体にもっている。悲しくて、辛くて流す人も同様である。

食養をやると、美しい、真珠の玉の様な涙がこぼれる様になる。ならなくてはならない。ならなかったら、それはキット間違った食養である。

訳もなく、ポトポト出る涙は鼻汁みたいなもので汚い。

閑話休題2

以上この文章については、文意を損ねない程度に数か所省略したことをお断りいたします。なおこの一文は、一九三八年＝昭和十三年四月、桜沢が三十五歳の時に雑誌「食養」３６４号に載せたものです。（筆者註）

巻1・第八章　参考資料

「健康戦線の第一線に立ちて」桜沢如一著

一九四一年（昭和十六年）五月初版発行（二か月で六版）無双原理講究所（発行者　奥井金治郎）引用及び参照

「むすび社」手入れ

昭和十六年十月「食養」臨時号　引用及び参照

「安田庄司」

滋賀県生まれ　一八九五年〜一九五五年没

大正・昭和期の新聞界で活躍した人物。

大正十二年東京毎夕新聞に入り、後時事新報を経て昭和五年読売新聞に入社、商工省農林省詰めの経済部記者として活躍（「むすび社」の事件を通して桜沢と会ったのはこの時代）。十年経済部長、十五年編集局次長兼務、調査局長などして十七年退社。一時、陸軍省嘱託南方軍司令部付となる。十八年読売に再入社、副主筆、二十年終戦で辞任。二十一年読売争議収拾のため再々入社。編集局顧問、局長、代表取締役等を経て、二十四年にはプロ野球2リーグ制となってからの初代セ・リーグ会長、二十七年大阪読売発刊で同社取締役会長となる。著書に「日本工業資源論」等あり。（「二〇世紀日本人名辞典」より）

「飯村穣」

茨城県生まれ　一八八八年〜一九七六年没

日本陸軍軍人。最終階級は陸軍中将、総力戦研究所に於いて研究生と共に「総力戦机上演習」という日米開戦となった場合のシミュレーションを行い、日本の敗北という結論を出した。当時陸軍大臣であった東条英機は殆んど毎日机上演習を見に来たが、主戦派の塚田攻参謀次長は一度も見学せず、主戦派が大勢を占める参謀本部からは数人の部員が来たにすぎなかった。ちなみに塚田参謀次長は、飯村と同郷の陸士三期先輩で親しい中でもあったという。（「ウィキペディア」より）

桜沢は飯村を田村敏雄、安田庄司と並んで、自分が生涯で出会った三人の「男の中の男」として、その見識と度胸の良さを誉めちぎっているが、彼がフランス語に長けフランス通であったことも桜沢が親しみを感じた一因であったと思われる。

「自然科学の最後」桜沢如一著（PU研究者のマストブック）

一九四一年（昭和十六年）十二月発行　無双原理講究所

「新しい栄養学」桜沢如一著（同マストブック）
一九四二年七年（昭和十七年）四月初版発行　無双原理講究所
「夢と情熱の世界」──ＰＵ経済学原論 ── 桜沢如一著
一九四四年（昭和十九年）六月発行　無双原理講究所（同マストブック）

第九章

現代の視点から戦前を振り返る

戦後七十有余年……
我が国は戦後三十年のうちに
世界第二の経済大国となりましたが、
あの大戦のトラウマは多くの人々の心に
くすぶり続けてきました
そして近年、新たな事実が明るみとなり
あまりにも愚かな戦争であったことを思うにつけ
当時の桜沢の心中を慮るのです

桜沢の行動を現代の視点から振り返るために

これまでいささかくどい位に桜沢の食を通しての、人間革命の足跡を追いかけて来ましたが、この辺で一息入れる意味で、当時の日本を取り巻く世界の情勢について、いま一度触れてみようと思います。

それも当時の資料の単なる羅列ではなく、第二次世界大戦後七十余年を経った現代の冷静な立場からの視点で見直され、最近出版された何冊かの本を取り上げ、その分析、論評を参考に、皆さんと共に考えてみたいと思います。現在の視点から振り返ることで、過激ともいえる戦中・戦後の桜沢の言動に対する理解の一助になるかもしれません。

まず、最初に取り上げるのは、アメリカのハーバード・クラーク・フーバー（１８７４～１９６４年）第三十一代元大統領が長年月を費やして著した回想録『フリーダム・ビトレイド』＝FREEDOM BETRAYED）をベースに、日本人が日本人向けに書いた『日米戦争を起こしたのは誰か』（勉誠出版　二〇一六年一月）という題名の解説本で、副題は「誰が戦争を仕掛けたのか」というものです。

この本の出版主旨については、外交評論家の加瀬英明氏（東京都生まれ。慶応義塾大学、エール大学、コロンビア大学に学ぶ。日本ペンクラブ理事）が序文で述べているので、それを手短に紹介しましょう。

本書は、第二次大戦がどのような要因によって起こったのか、二〇世紀の大きな悲劇に光を当てている。

ルーズベルト大統領の前任者であったフーバー大統領の厖大な回想録（『フリーダム・ビトレイド』〈裏切られた自由〉）が、二〇一一年にフーバー研究所によって刊行されると、世界にわたって大きな話題を呼んだ。本書はこの回想録を解明、分析したものである。

読者は本書によって、目を大きく見開かされることとなろう。

日本国民が正しい歴史観を学ぶために、本書がひろく読まれることを、期待したい。

なぜ日米大戦は回避できなかったのか

そして序文では、フーバーが幼年期に両親を失った厳しい生い立ちと、彼がアメリカンドリームを達成するまでの道程、また第一次世界大戦ではウィルソン大統領の下で食糧統制行政を担任、一九二一年にはハーディング大統領によって商務長官に登用され、アメリカの経済構造改革を推進するにあたって剛腕を振るったという華々しい経歴が紹介されています。

一九二七年アメリカ建国以来と言われる長雨のため、ミシシッピー川の氾濫による大惨事が発生、一五〇万戸以上の家屋が失われました。このときフーバーは直ちにその地域に一五〇個所以上のテントシテイ（市）を設立し、救援物資を送り、復興のため全国から巨額の義捐金を募るなど、その超人的ともいえる素早い対応をして、多くの人達から称賛を浴びました。その人気はやがてアメリカ国民の間で、大統領として相応しい人物であると、期待されていったのでした。

それから一年後の一九二八年、五十四歳のフーバーは「全米的な人気を駆って大統領選挙に共和党候補」として出馬するや、「地滑り的な勝利を獲得することによって、ホワイトハウス」入りを果たします。

フーバーは自分の異常な人気に、当惑し、当選直後に「私は人々が、私の力をおそろしいほどまでに誇張していることを、恐れている。まるで、私がスーパーマンであるかのように思っている」と、クリスチャン・サイエンス・モニター紙に語っています。

翌年三月、フーバー政権が発足した途端にアメリカ経済界の歓迎ムードの中で株価は急騰、「アメリカはまさに魔法（マジック）の時代に生きている」と報じて、「新大統領は眩しいようなカリスマに包まれて」とニューヨーク・タイムズ紙は持ち上げています。

ところが不運なことに、この年に世界大恐慌が始まって、フーバーはこの大不況に対して有効な対策が打てぬまま、一九三二年の大統領選挙で民主党から出馬したルーズベルト候補に、四十州以上で敗れるという惨敗を喫してしまいます。

フーバーを破ったルーズベルトは、「今日でもアメリカで不出世の偉大な大統領であり、近代アメリカの巨人だったとして、敬われている」が、一方のフーバーは「逸材であったものの、大恐慌と同義語となって、今日に至っている」ということです。

しかしフーバーは、大不況に見舞われる以前の四十代半ばで『メモアーズ』（私の回想）という本を出版して、すでに鋭い洞察力に充ちた歴史家として、高い評価を受けるという一面の才能を持っていました。

ちなみに「ブルタニカ大百科事典」によると、『メモアーズ』は「現代世界の歴史を解き明かすのに当たって、大きく貢献した、と称えられている」と記載されています。

今回、読者の皆さんに紹介している原題「フリーダム・ビトレイド」の中で、フーバーは四年近くにわたった不毛な日米戦争について「ルーズベルトという、たった一人の狂人（マッドマン）が引き起こした」ものであると糾弾しているのですが、その理由と成り行きについては、本書の第一章から第三章にわたって、近代史と国際政治に明るい三人の論客が、鼎談形式で詳しく語っています。

三人の論客は次の通りです。（敬称略）

藤井　厳喜（げんき）一九五三年、東京都生まれ。早稲田大学政経学部政治学科卒。ハーバード大学政治学部大学院助手、同大学国際問題研究所研究員。国際政治学者。『紛争輸出国アメリカの大罪』（祥伝社、二〇一五年刊）などの著書がある。

稲村　公望（こうぼう）一九四七年、奄美徳之島生まれ。中央大学院教授、沖縄郡郵政管理事務所長。日本郵政副会長を歴任。主な著書に『黒潮文明論――民族の基層と源流を想う』（彩流社、二〇一五年刊）などがある。

茂木　弘道　一九四一年、東京都生まれ。「史実を世界に発信する会」（代表・加瀬英明）事務局長。東京大学経済学部卒業。富士電機、国際羊毛事務局を経て、一九九〇年（株）世界出版社を設立、主な著書に『戦争を仕掛けた中国になぜ謝らなければならないのだ！――日中戦争は中国が起こした――』「（自由社二〇一五年刊）などがある。

著名な研究者三人によるフーバーの「回想録」の紹介とは言っても、かなりのボリュームがありますので、とりあえず鼎談、第一章から第三章までのあらましを紹介させて頂きます。

要するに、この本（『フリーダム・ビトレイト』）は単なるメモワールではない。厖大な資料を取集し「五回以上の全面的な修正、加筆、資料の追加の末、二十数年かけて書いた歴史本」であり、と同時に共産主義批判の書でもあると言います。

フーバー（一八七四年八月生まれ）は一九六四年、出版社に原稿を入れた後すぐ（同年十月）に亡くなってしまいます。しかし、その後アメリカにおいては秘密文書の解禁期限の問題も含めて、さまざまな事情があったにせよ、この本が四十七年後に出版されたということは、自由をたてまえとするアメリカの良心を示したものと言えるでしょう。

この本の中では主にヨーロッパにおける第二次世界大戦について、「そこでいかにルーズベルトがスターリンに東ヨーロッパ、バルト三国を与えてしまったか」ということが、ケースごとに克明に書かれています。

一方、対日戦争については、アメリカがいち早く世界の各地から資料を集めていたこと、そしてオレンジプランを最初に作ったのはセオドア・ルーズベルト（第二十六代大統領）で、すでに「日露戦争の時、日本の勝利に脅威」を感じていたことが述べられています。

もっとも強国にどう対処するかを考えておくのは当たり前の話で、実は「オレンジだけじゃなくて、レッドもパープルもブラックも」あったと言われています。「レッドプランと言うのは、対イギリス。アメリカだってイギリスがある時期は、やっぱり最大の敵」だったとのコメントもあります。

「ところがある時、日本と戦争をやるなんてばかばかしい」ということで、一時その計画は頓挫してしまいます。しかし、その眠っているのを起こしたのが、後のフランクリン・ルーズベルト（第三十二代大統領）でした。

かつてのオレンジプランを再構築し、背後からひそかに中国の国民政府軍を支援、また、イギリスはじめ各国と手を結び、日本への経済圧力を強める中、巧妙に日本からの暴発（真珠湾攻撃）を誘導して行ったのでした。

そうしたアメリカの作戦が遂行される中で、アメリカ海軍及び太平洋艦隊司令長官であったリチャードソン海軍大将は、「一九四〇年、日本と戦争すべきではない」と、オレンジプランの廃止を主張しました。ところが、逆にF・ルーズベルトから、直ちに「解任」され、「少将に降格」されてしまいます。

いかにF・ルーズベルトの、日本への挑戦の意思が強かったかを証明する話と言えるかもしれません。

そして、次には

・東京裁判史観のマインドコントロール
・ヤルタの密約
・ルーズベルトは狂気の男だ
・フーバー大統領という人物

など、あと四つばかりの小見出しが続きます。

第二章では「過ったアメリカの政策」と題して、

第一の過ち　一九三三年の国際経済会議の過ち
第二の過ち　ソ連承認
第三の過ち　ミュンヘン融和の成功と失敗
第四の過ち　ポーランドとルーマニアへの独立保障
第五の過ち　アメリカの宣戦布告なき戦争

以下、ソ連共産主義を助けた事、日本への経済制裁、一九四一年の近衛和平提案を拒絶したことなど含め、全部で十九の項目が挙げられています。

ところでこの三人の鼎談の中で、こんな印象的な言葉があったことを紹介しておきます。

「この本を読まないで第二次世界大戦を語るのは、全く意味がなくなります。」

「だから、同調するか反発するかの前に、まず読まなきゃいけない。」

それから、第二章では「過ったアメリカの政策」と題して、十九のポイントを挙げています。

　第一の過ち、一九三三年の国際経済会議の過ち。第二はソ連承認。第三はミュンヘン融和の成功と失敗。第四は、英仏のポーランドとルーマニアへの独立保障。第五はアメリカの宣戦布告なき戦争。第六は警戒心を持った忍耐政策を取らなかった事。第七はソ連共産主義を助けた事。第八は、一九四一年七月の日本への経済制裁。第九は一九四一年九月近衛和平提案を拒絶した事。第十は日本との三ヵ月の冷却期間を拒絶した事。第十一は無条件降伏の要求。第十二は一九四三年十月のバルト三国とポーランド東部のソ連への譲渡。第十三は一九四三年十二月七つの国家にソ連の傀儡政権の押し付けを認めてしまった事。第十四はヤルタの秘密協定。十五は一九四五年五月～七月日本の和平提案を拒否した事。第十六はトルーマンのポツダムでの決断。第十七は原爆投下。第十八は毛沢東に中国を与えた事。第十九は戦後世界に共産主義の種を播いてしまった事。

第三章ではさらに「戦争を引き起こした狂気」という題目の下に、とくにアメリカ国内の共産主義達と戦う自由主義者フーバーの姿を、彼の「フリーダム・ビトレイド」を引用しながら、三人が論じていきます。

たとえば、この本の目的は「いつ、どこで、どのようにして、また、だれによってわれわれは、第二次、第三次世界大戦に引き込まれたのか」、また「この戦争が始まり進んでいく過程で、だれが警告を発し、また間違ったディシジョン（決定）に対して反対したかということ」を述べる中で、「自由人に対する巨大な、知的または道徳的な脅威というものがやって来た」と、フーバーは共産主義を指摘しています。

さらに共産主義の理論、方法論については、マルクス・エンゲレス等に触れながら、宗教、道徳問題、独裁論にも及び、国際関係については、例えばレーニンは「条約と云うのは、自分たちの力を得るための方法なんだ」と言い、スターリンは「外交官の言葉というのは、彼の行為と矛盾しなければいけない」、「言葉はone thing（一つのこと）で、行いは全く別。要するに誠実な外交官なんていうのは、まるでdry water（乾いた水）、あるいは「wooden iron」木の鉄だと表現している」という。全く矛盾した言葉ではあるが、さらに「誠実に交渉するなんてばかだ」、とまでスターリンは言っているという。

同時にプロレタリアートは、他国の革命を助けなければならないと言われ、「非米委員」（一九三八年、アメリカ国内における反体制的、非アメリカ的活動を取り締まるために設置された下院委員会）の調査によれば、共産主義者たちがその国家間、ないしグループ間における敵対関係を煽り、巧妙に利用する方法の一つとして、いわゆる「トロイの木馬」作戦を、いかに多用していたか、明らかにされてもいるという。

ちなみに一九三三年、アメリカ国内における共産主義者は、一三、〇〇〇人から五年後の一九三八年には八〇、〇〇〇人に増加、政府機関、労働組合、また学校教育の現場などにおいて、様々な混乱が発生、大きな社会問題化していく様子が述べられています。

ハーバード・フーバーの回想録「裏切られた自由」（原著）をベースに書かれた「日米戦争を起こしたのは誰か」の大まかな紹介はこれくらいにして、次に同書（１６７頁）に収録され、ほぼ同様な視点から書かれ、また紹介されている「第二次大戦に勝者なし・ウェデマイヤー将軍の回想」という本についても触れておきましょう。

この論文は著者（藤井厳喜）が拓植大学・日本文化研究所発行の『季刊新日本学』第二号（二〇〇六年秋）、第三号（二〇〇七年冬）、第四号（二〇〇八年春）に連載した『ウェデマイヤー回想録を読む』①②③を若干の補筆・修正を加えて採録したものですが、やはり長くなるので本の始めの部分のみを記します。

大戦回顧録の白眉――第二次大戦に勝者なし

ウェデマイヤー将軍の回想録は、自身が戦勝国軍中枢部にいたにもかかわらず、きわめて冷静に客観的に事実を見つめている点において、大戦関係の回想録の中の白眉といえます。

アルバート・C・ウェデマイヤー（Albert C Wedemeyer）米陸軍大将の回想録が講談社学術文庫に上下二巻で収録されています。

『第二次大戦に勝者なし・ウェデマイヤー回想録』妹尾作男《さだお》訳です。本書は一九六七年（昭和四十二）秋、読売新聞より刊行され、一九九七年（平成九）六月講談社学術文庫より再上梓されました。原著は一九五八年（昭和三十三）十一月、アメリカで刊行された『Wedemeyer Reports!』です。

本書は日本の国益を真剣に考える者にとって、究めて貴重な内容を含んでいます。日本の外交と大戦略とは如何にあるべきかと問う者にとって、第二次大戦の本質は何であったかと研究するものにとって、本書はかけがえのない歴史の証言集となっています。小論では、この回想録を読み、筆者が勉強になったと思う要点について、アトランダムに記し、本書の簡単な紹介とします。

ウェデマイヤー将軍は、筆者が『アメリカの保守本流』と呼んでいる所のアメリカの穏健保守派の人々を代表する人物である。彼は米軍の最高中枢部にはいたが、常にフランクリン・ルーズベルト政権の対日・独戦争挑発政策には反対であったし、開戦後はルーズベルト＝チャーチルの戦争指導方針、特に彼らの無条件降伏要求（日独に無条件降伏を求める政策）には強い忌避感を有していた。

■大戦は回避できた

ウェデマイヤー回想録を読者に薦める第一の大きな理由は、日米戦争が、いや米独戦争ですら十分に回避可能であったことを知ってもらいたいからである。しばしばアメリカのオレンジ計画の話を持ち出して、アメリカの対日戦争挑発が必然であったとする主張に出会う。しかしこれは木を見て森を見ずの愚論の典型的なものである。アメリカはソ連ともドイツともフランスともそしてイギリスとすら戦う計画を建てていた。国際政治においては、かつてチャーチルが指摘したが如く、自国以外は全て仮想敵国なのである。日本帝国海軍にとって、日露戦争後は常に米国海軍が仮想敵のナンバー・ワンであった。国家というものは、軍というものは常にそういうものである。だからといって戦争が常に必然であるという訳ではないのである。

■真珠湾奇襲の愚行

アメリカの対日戦争挑発は、あくまでルーズベルト政権という極左・容共（親共）政権であるが故に採用された政策であり、歴史の必然でも不可避でも何でもなかった。当時のアメリカ大衆の圧倒的な部分は、既にヨーロッパで開始されていた第二次世界大戦へのアメリカの参戦に反対であった。リンドバーグ大佐の『アメリカ第一・委員会』の活動はきわめて広範な影響力を有していた。リンドバークほどの確信はないにしろ、アメリカ国民大衆の中立指向・厭戦意識は圧倒的なものであった。

更にウェデマイヤー回想録によれば、外交・軍事にかかわる政策エリート（政治家・外交官・軍人）の中でも、参戦論者は少数であった。しかし日本にとって不幸なことに、この超少数の反日・独論の信奉者の中に、ルーズベルト大統領その人と、その側近が含まれていたのである。同回想録は、一九四一年の時点で、いかに対米戦が回避可能であったかを、そして真珠湾奇襲がいかに愚かな行為であったかを余す所なく明らかにしてくれている。真珠湾攻撃は、戦術的には大成功であったが、戦略的には取り返しのつかぬ超大失敗であった。これを立案実行した山本五十六と、これを承認した東条英機の〝愚〟は、末永く日本国民の反省の糧とならなければならない。窮地に陥っていたルーズベルト、スターリン、チャーチル、蒋介石等を、一挙に救済してしまったのが、真珠湾攻撃であった。

以下の論を進める前に、歴史論に『もし』を持ち込む事の意義を強調しておいた方がよいであろう。歴史に『もしあの時、こうしていたら』という発想を持ち込む事は不毛であるとの論がある。俗説である。今もしこれを『個人も国家も過失を反省し、歴史から学ぶ必要は全くない』と言いかえたらどうであろうか。愚論である事誰の目にも明らかであろう。慎まねばならないのは、過度の感情的反応、悔恨の情に溺れる事である。必要なのは冷静な戦略的反省である。

歴史にできるだけ多くの『もし』を問う事によって、自ずとシミュレーション的発想が身につく。そして未来において正しい判断ができるようになる。本来、未来において正しい判断を下す為にこそ、歴史に多くの『もし』を問うのである。

個人も組織も、成功からよりも、失敗からこそより多くを学べるものである。戦勝よりも敗戦からこそ多くを学べる筈である。その意味で、大東亜戦争の敗戦からこそ我々は、多くを学びとり、未来への教訓とすべきなのである。その学習に際し、ウェデマイヤー回想録は非常に有効な資料そして導き手となるであろう。

それから『ウェデマイヤー将軍の略歴』の項には、かなりの頁をさき、「パールハーバーの意味」「無条件降伏の愚：戦争目的を失った米英」、「あるべきだったアメリカの大戦略」、「チャーチルの愚かさと狡さ」、「共産主義を世界に広める為に戦わされたアメリカ」、「バランス・オブ・パワーと価値観外交」「インドからシナへ」、「シナ共産党の狡猾さ」などが論じられ、最後に「満州をソ連に売ったヤルタ協定」と「シナの共産化防げず」の項で締めくくられています。

日本はアメリカに嵌められた？

さらにもう一冊、我われ一般読書人でも手に入れやすい同種の本で、アメリカ生まれ、日本在住の歴史研究者が書いた、『太平洋戦争　アメリカに嵌められた日本』（マックス・フォン・シュラー著、ワック　二〇一七年初版）などもあることを付け加え、おおかたの参考に供したいと思います。この本にしても先の本と同様に、長年の間「平和ボケ」と言われながら自嘲してきた現代日本人の「目のウロコが落ちる」内容だと思います。

「はじめに」の中から抜粋して紹介しましょう。

　私は四十三年前に初めて日本に来た時に、日本人がとてもアメリカに興味をもっていることに驚いた。私はアメリカ生まれだが、基本的にアメリカ人は他国に興味がなく、自分たちだけのことだけを考えている人が多い。（略）

　それで日本に数年間住んでいると、段々少しずつ不安を覚えるようになった。それは、日本人はとても優しい民族なのだが、アメリカに対してとても甘い考え方を持っているということだ。（略）

　日本人が持っているアメリカについての考えを知るようになり、さらに心配な気持が強くなってきた。私はアメリカ生まれのアメリカ育ちだから、アメリカの真実を知っているつもりだ。別に悪の国ではないが、何よりも国益第一の国なのだ。だから、いかに親密な国家関係があろうとも、ある特定の国を特別扱いすることはまずないだろう。いずれにしても、日本人がアメリカ人を甘く考えることが危険なのだ。（略）

『日本は戦争で酷いことをしてきたが、戦後アメリカの教育で正しい民主主義国家になったのだ』これは単なるプロパガンダだ。しかし、普通のアメリカ人はいつでも戦争のことを考えていて、日本人と交渉する時にこの見方から入ることが多い。

それでは、本当に日本帝国軍はそんなに残酷な軍だったのだろうか？　もちろん、そんなことはなかっただろう。その真実も説明してみた。

アメリカ人はよく、戦争当時日本の軍事（個々の兵器の性能）はどうしようもない、日本には望みがなかった、日本のリーダーが国民を騙して戦争の道に引っ張っていった、ということを言っている。それは真実ではないだろう。（略）

しかし最も大切なことは、日本が戦争のために払った努力と犠牲で、戦後、世界のいろいろな国がヨーロッパ植民地支配から自由になったことだろう。実は日本が大東亜戦争を戦ったことで、そのような素晴らしい世界を生み出したのだ。

アメリカはこの真実が怖いのである。

ところで、これからのアメリカはどうなるだろうか？　私の知っている数多くの日本人は、優しいお兄さんのアメリカが永遠に日本を守ってくれると信じているようだ。しかし、はっきり言っておくが、現在の大国アメリカは崩壊すると思う。大国アメリカは現在すでにそうだが、着実に衰退の道を歩んでいるのではないか。（後略）

平成二十九年一月　　マックス・フォン・シュラー

以上、三冊の本を紹介しましたが、これはあくまでも過去、現在の日本を再認識し、そしてこれからの日本の在り方を読者の皆さんと共に考える上での、参考資料として供するものです。それはまた、あまりにも自国の歴史をかえりみず、安易な歴史観のままに生きてきた自分自身への、大いなる自戒を込めてのことであることも、勿論であります。

ここ数年、日本人自身による近現代史についての数多くの研究本が、相次いで出版されています。これらも私たちにとっては、自己批判の材料として大いに参考になるでしょう。

それでは次に、戦後間際の桜沢の足跡を、再び追いかけていくことにしましょう。

巻1・第九章　参考資料

「日米戦争を起こしたのは誰か」加瀬英明　藤井厳喜　稲村公望　茂木弘道　共著
二〇一六年（平成二十八年）六月発行　勉誠出版
この本は二〇一一年フーバー研究所から出版されたアメリカ元大統領フーバーの膨大な回想録「フリーダム・ビトレード」を読んだ三人の鼎談形式の本。引用及び参照

「太平洋戦争　アメリカに嵌められた日」マックス・フォン・シュラー著
二〇一六年三月発行　ワック㈱
「第二次大戦に勝者なし・ウェデマイヤー将軍の回想録」妹尾作男（さだお）訳
一九六七年（昭和四十二年）読売新聞より発行　一九九七年には講談社学術文庫として再発行された。原著は一九五八年十一月アメリカで発行された『Wedemeyer Reports』である。

第十章

「神ながらの国」から「神を知らぬ国」へ

――戦中・戦後に於ける桜沢の活動記録　その2

桜沢は、戦中・前後ますます西洋化していく世相を
『神ながらの国』を『神知らぬ国』にした責任は誰にありますか！
と、痛烈に批判しました。

そして特に、日本人の食生活の在り方を嘆き悲しみ、『一つの報告』、『健康戦線の第一線に立ちて』、『新食養療法』、『宇宙の秩序』、『健康の六大条件』など、次々と発表していきます。

日本生き残りのための政策提言

昭和十六年十二月八日は、真珠湾攻撃によって始まった太平洋戦争の開始の日と、私（筆者）など戦前生まれの人間は直ぐに想い出すのですが、その約半年前の頃のことです。（同年六月には、すでに独ソ戦が勃発していた。）

ますます戦局が拡大、深刻化する中、すでに第8章でも述べたように桜沢は日本において公の新聞・雑誌を通して、また自らの書籍出版（大津にある無双原理講究所）によって、日本政府や軍部、厚生、内務、司法、農林、文部の各省をはじめ、医師会、大政翼賛会、宗教界等の人達に対し、なおも幅広く講演、論文による日本生き残りのための強烈な政策の提案、働きかけを行っています。

その中の一冊、同年七月五日に発行した小冊子「一つの報告」の中から、特色のある二つの論考とアイロニカルな短文一つを取り上げてお目にかけましょう。

一つ目の題名はこんな風になっています。

「一つの報告」——或る××病院における試験——

（1）はしがき

照和十六年厳寒一月十八日から一か月間、ある医師が私の主張する『正しい食物』、『正しい調理』、『正しい食べ方』を××市の××病院（入院患者千五、六百名）において、氏の受持ちの数百名中の希望者二十三名について実地に試みられました。（──中略──筆者）

始めにご注意願いたいことは、

①これらの入院患者の大部分が、負傷者であること。

②その中には胸部疾患、その他の重症患者もいること。

③負傷の程度は、大体三年越しに療養を送らねばならない程度のものが少なくないこと。

④甚だしきは気管がなくなって、ゴムのパイプで呼吸をしている様な人もいることなどであります。

そして試験中の特別事項は、次の如くであります──

①医薬、治療、手術一切を廃止して、一向悪化の傾向が認められなかったこと。

②給与の食事以外、一切他に飲食しなかったこと。

③消毒剤も用いず、毎日の包帯取り換えも塩水ですましたこと。

④食費は他の患者に比べて、遥かに低額であったこと。

⑤試験中、厳寒のため、一般患者には数百名風邪を引く者があり、大腸カタルや、盲腸炎など

も稀ではなかったのに、試験食患者たちには殆んど、病人らしい者が出なかったこと。

最後にその成績の大要は次の如きものであります。

（2）試験食結果報告（昭和十六年二月二十八日）

（3）検便検尿結果（以上5頁～27頁迄長くなるため省略、筆者）

この（2）（3）にはかなり詳しいデータを並べて、試験前と試験後の結果、その数値の違いは、読む者をして改めて食改善の偉効の程を知らされる思いがします。次に桜沢は「あとがき」を、このように書き記しています。

（4）あとがき

以上の如き報告の大要抜き書きだけでも、我々は正しい食物だけで左の如き効果を上げ得るこ

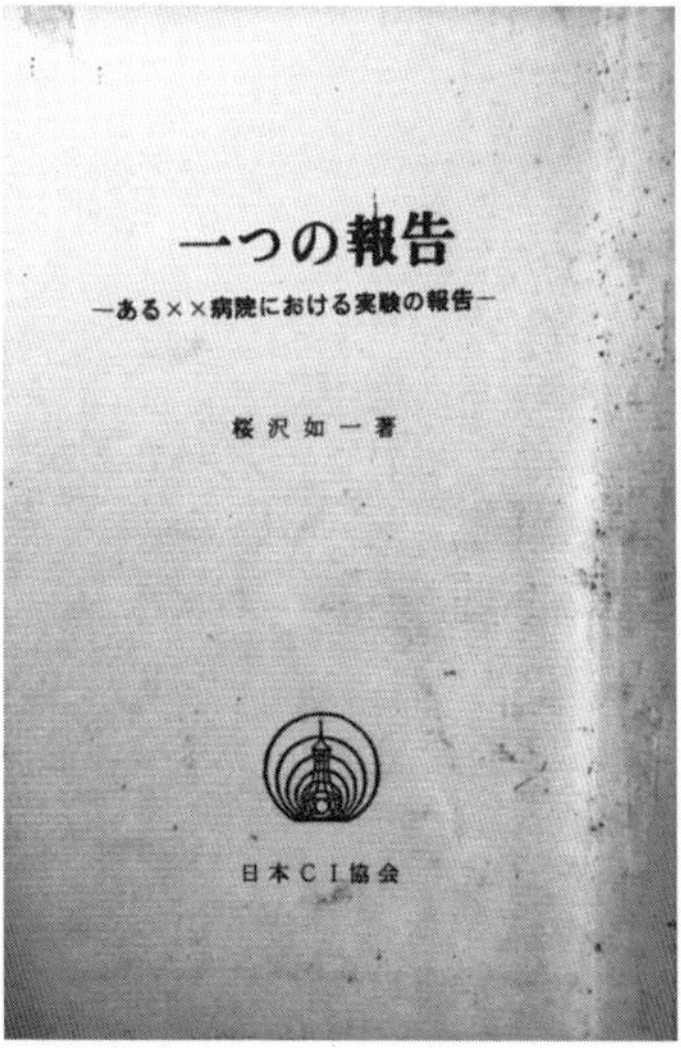

『一つの報告　－ある××病院における実験の報告』　1975年復刻版（昭和16年初版）

とを知ることが出来ます ──

①薬代一切不用、②治療費の激減、③治癒率増進、④食費の激減、⑤精神状態の向上、⑥耐久力の増進

右の中でも、ことに精神状態の良化、向上については面白いお話があります。殆どの人に人生観の百八十度転向が見られるのです。今はそれを省きます。

この方法を更に千名の患者に百か日位試みて、この方法の確実性を追試し、一般的実行の簡便法を樹立し、これを全国の病人や白衣の勇士たちに実施することにしたら、物質的、精神的、肉体的に大きな利益を上げることが出来るでしょう。更に今一歩を進め、広く軍隊全般にこの原理を応用したら、わが国の無敵皇軍は益々驚くべき威力を発揮するでしょう。

そして更にもう一歩進めて、全国民に国民食の基本原理として教えたら、不名誉この上もない世界第一位の『病弱国日本』という名をかなぐり捨てることが出来るのです。この原理 ── 皇国神ながらの食しものの道、生命原理、私が三十年来全身全力、全財産と一生を投げ出して主張して来たこの皇国まことの道、無双原理世界観の行く手を阻む者は遂に国賊、反国体者として哀れむべき最後を示すに違いないのです。私はここに、それを断言しておきます。(28～29頁)

次には、とくに家庭の台所を預かる若い女性の方に、読んで頂きたい一文です。戦時中に書かれた文章なので今の若い人たちには馴染みのない、たとえば「指導原理」とか「神ながらの道」、「産土《うぶすな》思

想」と言った言葉が出て来ますが、少し我慢してください。最後には「砂糖の話」が具体的に出てきますので、今さかんに世間で騒がれている糖質制限の是非の問題に関しても、大変参考になると思います。

二つ目の「砂糖の話」の論文の題名は。左の通りです。

総力戦下、世界民族の死闘する健康戦線の第一線は女性部隊
殺人魔砂糖部隊は踊る
（附）——家庭で砂糖を造る法——

一、人類は敗れたり！ 民族健康戦線の悲惨なる現状——

総力戦では第一戦線と同じように、いやそれ以上に銃後の方が大きな危険にさらされています。そし第一線がいうまでもなく健康戦線であります。この健康戦線の現状はドンナものでしょうか？
最近の米国の国民健康戦線の状態を調べて、私はその悲惨なのに驚きました。米国々民が一か年に医療のために出す金は百億円もあるのです。それでもまだその健康戦線が強化されていないのですから、驚いたものであります。有名なポール・ド・クルユフ博士や、フォスター博士は、その危険の重

大さを絶叫しつづけています。

ところでナチス・ドイツはさらに悪い状態であります。英国も悲惨なものです。ドイツや英国では青年、少年の偏平足が七十％も九十％もあります。この偏平足は必ず後年低能か精神薄弱か或はその他の不幸な運命を辿る人に多い足であります。

ところが、日本はこの米国よりも悪いドイツにくらべて、遥かにまた一層悪い悲惨な状態であります。この四か国の健康戦線の驚くべき悲惨な現状については、拙著『健康戦線の第一線に立ちて』（第8章で一部分紹介、筆者）をごらんください。

実に悲惨な、恐らく人類始まって以来これほど悲惨な戦線はなかったでしょう。敵も味方も深い痛手で血まみれです。人間戦線は姿の見えない殺人魔（病気）の大軍にさんざん破られています。各民族とも『健康戦線敗れたり！』を絶叫しています。悲惨な死闘です。人間と殺人魔と病気との闘いです。そして人類の方の旗色はタシカに悪いです。このままでは人類はキット敗れてしまうでしょう。『ああ人類は敗れたり』と言う本を、その中にモロアが書くかも知れません。然しそれはトテモ二〇〇版は売れないでしょう。もう買い手が死んでしまっているのですから。

トニカク各民族とも健康戦では惨めなものです。ことに日本は世界一敗れています。何故こんなことになったのですか？　よく考えてください。

それは日本の医学、医師の無能ではありません。医学や医術や医者は英・米・独に劣らない程あります。例えばドイツでは現在二五、〇〇〇人の医師で六千万人の治療をしているのですが、日本では六〇、〇〇〇人の医師で七千万の国民を治療しています。がその医学が借り物であるからです。自分のものでないからであります。丁度共産主義とか自由主義とか言う思想の借りものが日本に何の益も徳ももたらさなかった様なものです。鳥が愚かにも自分の羽をぬいて孔雀の羽を拾って身を飾った様なのが現在の日本の医学なのです。

そんな医学を取り入れたのは政治家が悪いのですし、そんな医学を国民に守らせたのは教育家の大罪であります。これらの人々はすべて総力戦下の健康戦線のスパイの手先をつとめたワケです。銃殺される資格が十二分にあります。

それはとにかくとして、なぜ国民がこんなに大きな罪を犯して皇国の国体を傷つけたかといえば、それは国民があまりに純真で謙遜で他人のいうことなら何でもほんとうだと思ったり、他人はみな自分より偉いと思うくせがあったからです。つまり皇国日本の万世不易の丕基、神ながらの道の偉大さを忘れていたからです。

今日は西洋依存排斥の声がしきりです。そのとばっちりで、えらい外人の教育者まで追い出されま

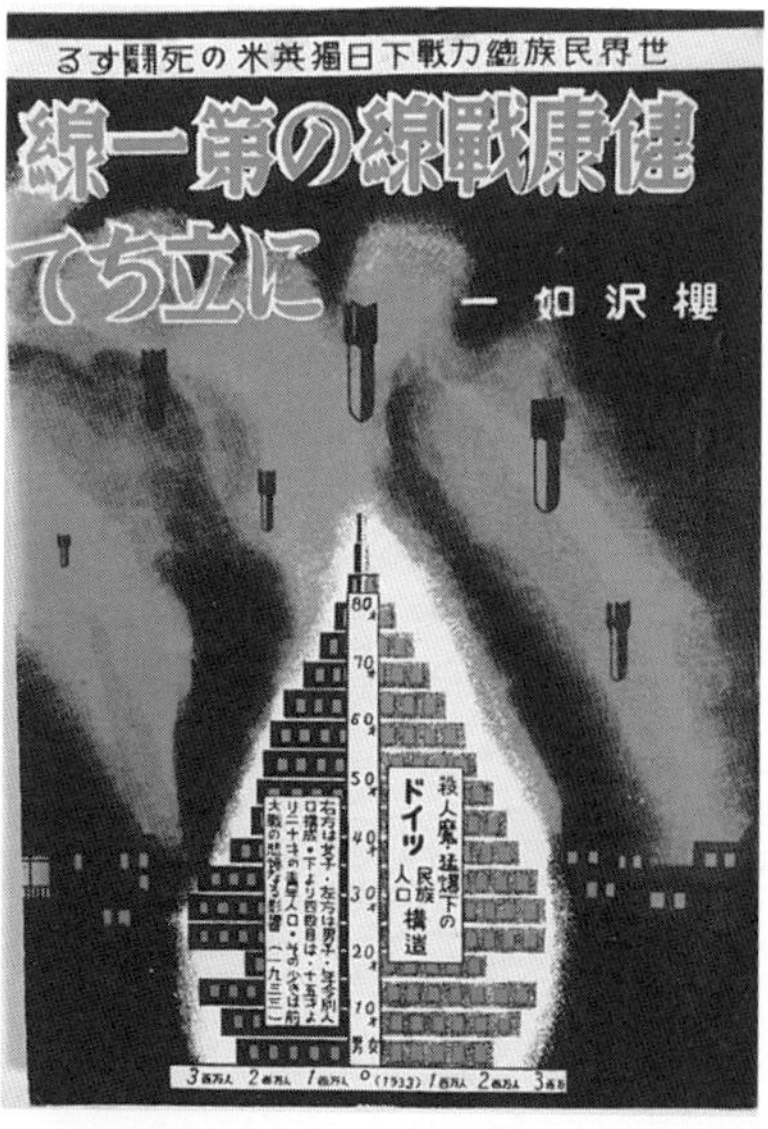

『健康戦線の第一線に立ちて』
昭和16年発行

した。気の毒なことで、また日本にとって惜しいことです。日本人はもっと島国根性を捨てて、もっと大きな世界中の人間を同胞だと見、まつろわぬもの（従わぬ人間、筆者註）を敵と見ず『アダ』と見、分からず屋、イタヅラ小僧と見て、それを『征服』するのでなしに、それを正しい道、まこと、神ながらの道を『知らしめる』（治らしめる！）八紘一宇の大理想をもたなくてはいけません。このまま指導原理と伝統のない借り物、拾い物の孔雀の羽ばかりで、日本の健康戦線を強化しようとか、それ以外の一切の民族生活指導と学術の研究をやっていこうと言う今日の政策を続けようものなら、日本は遠からずして実に悲惨な目に合うでしょう。

近衛公始めすべての指導者階級の人々が、ホントーにもう皇国独特の指導原理による食糧、保健、人口、学術、教育、思想、政策、つまり総力戦体制を建てなかったら、東京の市中を飢えと寒さに泣き叫ぶ病弱な国民がハダシでよろめき回るような日が来るでしょう。そして国民全般も同じく目覚めることが必要です。その意味で私は皇国の指導原理、天下無双の世界観から少し砂糖のお話をしましょう。

神ながらの道では産土《うぶすな》の神様を祀《まつ》ります。鎮守《ちんじゅ》の森の太鼓の音は今も私どもの幼い日の夢をそだててくれます。日本の神様にはお米とお塩が最高のお供えものです。何という平和な、柔和な遠つ御祖の神々でしょう。それから、すゞな、すゞしろ、せり、なづな、など、など……。

こんな食《お》しものは全て豊かに恵まれているのです。私共はみじめな『土地なき民族』でもなければ『食物なき民族』でもありません。それだのに近ごろは『土地なき民族』『食物なき民族』であるかのようにさわがれています。悩む人は小人で、むさぼるものは横着者、ナマケ者。病む者は馬鹿なのです。不徳義、無責任、無節操、モノ忘れは精神病者、或は精神癩者であり、近視、若禿、若白髪、月経不順、風邪ひき、偏平足、みな反体制思想の持ち主兼ねて親不孝、子不幸の生ける屍であります。こんな人々が日増しに増えるのは指導者階級が指導原理を知らないからです。食糧が足りないと叫ぶのは非国民、自由主義の亡者ばかり、人口強化を叫ぶのは傲慢キチガイです。これらの指導者は精神的国籍消失者です。

ナゼかと申せば、日本では畏れ多くも天照大御神が天孫降臨にあたり、三大神勅を下されまして、その一つ『齋庭の神勅』で、子々孫々が必ず天地とともに限りなく栄える条件として、わが国民の食物を示し賜わっています。だから今どき食糧不足を口にするのは、この神勅を知らないか、神勅を否定抹殺するという、恐るべき大罪を犯しているというものです。何という畏るべき大罪でしょう！　思うも聞くも、いや口にするさえ畏るべき事実であります。

事実食糧不足や人口に減少がありとせば、指導者の責任であります。瑞穂の国を『米なき国』とし、天地とともに栄える国を『亡びゆく国』とし、『神ながらの国』を『神知らぬ国』にした責任は誰にありますか！　悪徳政治家と無智なる国民全体の責任であることはむろんでしょう。皆が神様を忘れたのであります。今日の敬神崇祖などという、上すべりの形ばかりのことではありません。国民全体が神を知らないのです。神ながらの国民ではないのです。われわれは全国民が一人のこらず、最も尊敬すべき伊勢神宮の存在を知らないのです。第一にこの伊勢神宮の外宮様が豊受大御神であるということさえ知らないのです。

豊受大御神がミヅホの神様であり、お米はその分けミタマであり、食物を国民の信仰の中心においたという、世界に類のない全体統一、帰依道義国家の優越を知らないのです。血の根元としての食物、食の根元として産土思想を、日常生活の中にニジミこませ、それによって民族の血の純潔、血のつながりを固めるという、システム・サンテチックの雄大にして細心な思想を知らないのであります。お米がわが国民の血をつくる最も大切なモトであると思わないのです。卵や牛の死体や、豚の死骸や、牛の乳その他一切の動物性蛋白質の方が、滋養だと思っているのです。愚かな鳥以上の滑稽な悲惨です。悲惨な喜劇です。それは神と祖先の生活の完全な抹殺、否定であり、民族の自殺であります。ビタミンや栄養や薬物や手術を頼みにするということは、リッパな偶像崇拝、舶来の迷信、科学のハキチガイであります。ああ！　日本民族は敗れたるに非ざるに、自ら否定抹殺、自殺しつつあるのです。

二、ナゼ妊娠中に砂糖を取れば、偏平足、小児麻痺、ツンボや盲や唖が生まれるか？

── 砂糖は性欲と生殖力を奪い結核を契約す ──（著者註：この小見出しは原文のままです）

お米は大部分炭水化物で、砂糖と同じ性質をもっているのです。お米の最大部分は糖分であります。だからお腹へ入ればみな甘酒になるのです。その上に化学製品の砂糖を取ったら悲惨なことになるのです。いかに恐ろしい悲劇がうまれるかを私は沢山本に書いています。

糖分の摂取量が文化のバロメーターであるなどという、愚かな砂糖会社、ユダヤ的、唯物論的、資本主義的営利会社の第五部隊の手先たる医学や、栄養学の口先にのってはいけません。日本人の食糧の少なくとも六〇％以上はお米という糖分です。米消費額一年三十五億円！　正に糖分摂取量世界第一位です。だから日本人は三千年の文化を擁して、年々天地と共に栄えて来たではありませんか。これ以上のメートルはないでしょう。

砂糖には完全糖と科学糖と二つあります。完全糖というのは甘蔗の汁に石灰を加えて、アルカリ性を中和し、コロイド性汚物を沈殿し、それをそのまま煮つめたもので、蔗糖、果糖、ブドー糖、転化糖、セルローズ、ベクチン、有機酸、蔗蠟、色素、含窒物、無機塩類等を含んでいます。石灰を沢山加えたのが黒糖で、少ないのが白下（赤糖は冷却法がちがっているのです）。だから黒糖は複雑な成分をもっていて、とくに無機塩類をタクサンもっていますから、見たところは頗る汚いですけど、丁度田舎の人々のようにゴツゴツして質朴で、強健で正直で、誠実があります。

ドイツ人のライ麦パン、フランス人の完全パン（パン・コブレ、パン・アンテグラル）が小麦ライ麦の成分を完全に保っているのと似ています。お米にたとえると黒糖は玄米で、白糖（科学糖）は純白米であります。黒糖は古式な製法で、白糖は科学式で亜硫酸ガスなどを加えて色を抜き、大切なセルローズや無機塩類をも全て取り去ったものです。だから科学糖といってもいいでしょう。

砂糖は一種の炭水化物ですから、全ての炭水化物同様に、体内に入るとブドー糖と果糖に分解して吸収され、酸素と結合して燃えてエネルギーを提供し、後に炭酸ガスと水になり、適量に取るとそのまま砂糖のまま腎臓から尿になって出ます。炭酸ガスは口から、水や砂糖はそのまま尿によって体内を素通りして出てくれるといいのです。けれど、いろいろ化学的なイタズラをします。

砂糖は体内の塩分を一緒に溶かして奪い去り、ことに肺や心臓や、口腔、歯、ノドの組織からカルシュームや無機塩類をたくさん奪い去りますから、肺や心臓を追々いためます。その上に、生殖器を弱めることは実に驚くべきもので、砂糖ズキの人は性欲が少なく、弱く、結婚を嫌う性分となり、生涯独身で暮らす人が少なくありません。性的不具者であります。砂糖の害は女よりも男の方がヒドクうけます。女性は卵巣をやられるので、月経不順になり、不妊症になります。女が妊娠中に砂糖を毎日少しずつ取ると大変なことになります。お産が難産で、しかも出来た子供が必ず虚弱児で、その上流産死産がおこります。

最近毎年流産、死産、人工早産が三十四万人（ああ、世界第一位！）もあるのはそのためなのです。乳児死亡が二十余万もあり、一分間毎に可愛い赤ん坊を死なせて嘆く母性が一人ずつ出来るのも、元はといえば砂糖の害が一番大きな原因なのです。こんな恐ろしい戦線はありません。一分毎に一人、二人やられ一年三百六十五日、夜も日も区別がないのですから、トテモ恐ろしいものです。ノモンハン（一九三五年五月から九月まで中国の北西部、モンゴル国との国境近くで日本の関東軍とソ連・モンゴル軍とが国境紛争で交戦、日本軍が大敗を喫した事件。筆者註）の皇軍に不利な激戦が年中つづいている以上の惨事で、総力戦下まことに重大な問題であります。このままいけば二十年後には皇軍の兵士となるべき壮丁、とくに甲種壮丁が殆ど全滅するでしょう。

どれ位砂糖をとれば、ソンナ恐ろしい害があるかといえば、それがまた恐るべき微量です。ここに食品成分中の微量の法則（例えばビタミンや化学作用におけるカタラーゼ）の凄い正体がチラッと姿を見せるのであります。ところが人間は砂糖ばかりを食うものではありませんから、他の食物の性質や量の関係で実際量を平均的にいうことは意味がありませんが、普通の人なら一日まず三匁から五匁の砂糖をとってごらんになると、遅かれ早かれ右に言ったような結果が現れてきます。肩のコリ、冷え症、耳鳴り、近視、偏平足などもそのフロクであります。ウソだと思う方も、思わぬ方もまあ実験してごらんなさい。

一日一箱のキャラメルで少年少女は一学期ごとに成績が悪くなり、近視、蓄膿になります。脳水腫――ツンボでメクラで唖の子が生まれるのも、肺結核になるのもみな同じ理由です。こんなことを私は二十数年来国民に警告して来たのですが、大衆や学者の耳にはまだ入らないのです。

最近阪大の田中元一博士が、兎の実験で、砂糖をたくさん与えて耳の聞こえない子が生まれることを発見し、私の二十余年来の主張を裏書しました。しかし、それは生まれつきツンボが遺伝ばかりではないという証明だけで、それを治す方法も何故ソンナことになるかも分からないようです。私のは人間実験で、すでに日本及び西洋において十五、六万人が実験済みです。砂糖がアチドージスを起こすなどと無知な善男善女を嚇かす人々は時代遅れ、旧体制ユダヤ医学スパイの手先です。そんなことはもう科学でも否定されます。

三、家庭で完全糖を造る法

日本では砂糖を一年に二十五億斤（お金にして五億円）使います。一人当たり三斤ですから、その殺人性を試験するのに十分な一人一日三〜五匁の倍以上です。その上お米という糖分を七千万石、お金にして三十五億円也を用いています。合わせて四十億円の糖分の消費は断然世界第一位です（西洋人のパンは食糧の八分の一にすぎません）。砂糖の他にもたくさんの殺人食品があるのですが、砂糖は何といってもその筆頭です。まずこれを止めなくては人口問題も、健康運動も、結核ボクメツも、乳幼児死亡も、生めよ殖やせよもあったものではありません。

私は一生を健康増進指導のためにささげつくしたのですが、神ながらの正しい食物のいやちこ（いちじるしいの意　筆者註）なる卓効には自らも驚いています。私の『新食養療法』が七十版も売れたのにはいささか呆れています。未知の人から毎日のように感激と感謝の手紙を沢山いただくのには驚いています。

健康を強化するには、お金も薬も滋養もいらないのです。正しい食物、正しい調理、正しい食べ方だけで十分です。安いものです。楽しい生活です。昨年菅平で試みた第二回健康学園は、零歳から六十歳までの参加者四百名近くの人々に、アカザやアオザ、月見草、オバコ、スベリヒユ等々数十種類のおヤツにも一匁の砂糖も用いず、健康の六大条件、今年もまた琵琶湖畔で二百名の大キャンピングをやります……。

（のちに、健康の七大条件としたのは桜沢が七十歳、古希のときです。『健康の七大条件――正義について』――参照、日本ＣＩ刊行、筆者註）。

砂糖なしのスバラシイ（フランス風のムニエル以上の）ココアも作りました。砂糖味の料理がいかに低級下賤な外道悪魔殺人鬼の料理であり、砂糖ぬきの料理がいかに健康増進の料理であるかは、その貴族的な味わいを味わって見ない人には分かりっこありません。

しかし、私は砂糖の殺人力を説くのを、もう止めることにしたのです。私は国民がこれだけ大きな害毒性の証拠を約三十年間つきつけられても、エライ人々や、指導者階級の人々が眼をさまさないのを見て、もうサジを投げたのです。国民身心の不健康が世界第一になっているのに、その原因を除こういう熱烈な愛国者が一人もいないし、そんなことをいう私は約三十年来圧迫され迫害されつづけているのですから、私はもう総力戦の第一線たる、健康を蹂躙する殺人部隊の害をとくことは、この小編をもって打ち切ります。

砂糖の害はアチドージス（アシドーシス）のごとき単純な小児型思想、偶像崇拝で片付けられれるべきものではありません。私は国民がますますこの殺人部隊に蹂躙され、ついに全滅に瀕してから、眼をさますのをまつことにします。病人を助けることは無意味です。指導階級が神ながらの道の伝統の観念遊戯に耽っているのですから、こうエゴイスト的な無責任、無節操、健忘（すべて精神癲者）ばかり増加する日本の現状では、彼等の自滅をまつより外はありません。この意味で毎年胎児と乳児だけでも六十余万も掠奪して行く殺人魔、大学生を三千人も殺害する結核、十五万の国民を殺す結核、数万人の大学生の視力を奪うギャング近視、二百万人の少年少女を神経薄弱か低能にする精神病などは、神ながらの道を忘れた不埒千万な低劣病弱な無節操、無責任、高慢、胴欲非道な人々を一掃する神風なのです。砂糖を好む者は死ぬべし。

　政府はこれまで禁じてあったサッカリン使用を最近許しました。サッカリンと同様なズルチン、グルチンなどを使用した人が百六十人も東京で検挙され、法に問われたのはつい先月のことであります。政府の食糧や健康や人口政策にははなはだ奇怪なものが沢山あります。食糧戦線、健康戦線の元兇逆賊を討つ忠臣、楠正成はついに一人も現れないでしょうか？　私はまたしても徒に悲憤慷慨します。もう止めましょう。止めたのでした。

　それよりも家庭で少しお砂糖を豊受大御神の分けミタマ、宇迦之御霊から造るコツをソット御伝授しましょう。それは甘酒から作るのです。まず玄米一升に水二升五合位でおカユを作り、それを人肌に冷ましてから一合ほどコウジをいれます。そしてそのまま一晩おくか、あるいは弱い火であたたかくしておきます。温度を五十七、八度位にしておけば一、二時間でできます。これで甘酒が出来ます。これをよくすりつぶして根気よく煮つめると、赤黒いキャラメルになります。これこそホントーの生一本の日本一完全糖です。こうしておけば何日でも何か月でも保ちます。これを砂糖のように用いればよいのです。または甘酒の時に、お菓子にしたり、パイにしたり、お汁粉にしたりしてごらんなさい。トテモおいしいです。精白糖のように後口がいやな酸味をもつようなこと決してありません。胃酸過多や胃酸欠乏や、胃拡張、胃下垂のような胃癌の入門もしません。この濃厚甘酒一杯をクリーム代わりに軽い朝食にしてごらんなさい。オツなものです。玄米の代わりに、粟、ヒエ、キビ、麦、甘藷、ソバ、澱粉のあるものなら何でもよろしい。モチ粟や、モチ米で作るとうまくて、あまくてタマラナイのが出来ます。これで見ても穀物を主食とする日本人が、科学糖を用いては糖分過剰になることの恐ろしさがお分かりになるでしょう。

　なお、参考書目として左の私の著書をあげておきます。

『新食養療法』（実業之日本社）、『宇宙の秩序』（無双原理講究所）、『戦争に勝つ食物』（大日本法令出版社）、『健康学園』（無双原理講究所）、カレルの『人間――この未知なるもの――』（岩波書店）、『食物の論理』（無双原理講究所）、『魔法の眼鏡』（同所）、『おやつの作り方』（同所）、『健康戦線の第一線に立ちて』（同所）『健康の六大条件』（同所）（以上、同書29頁～49頁より。）

「一つの報告」に収められた『砂糖の話』を交えたこの論文には、昭和十六年五月十七日～二十一日にわたって、当時の報知新聞に掲載されたもの、との記述があります。

「一つの報告」の中で最後に紹介するもう一つの、日本人、とくに指導者階級の人達への皮肉たっぷりな、またやるせない桜沢の嘆息ともいえる言葉は、次のようなものです。

全指導階級の人々に ——取り消す注文——

桜沢　如一

餅は餅屋に注文する。然し餅屋が統制か何かで餅を持ち合わせていないと知っているものは注文をしない。注文をしても取り消すのが常識である。

政府に、厚生省に、軍部に、内務省に、司法省に、医師会に、大政翼賛会に、総力戦研究所に、農林省に、厚生科学研究所に、文部省に、そしてあらゆる指導階級の人々や宗教界に対して私はたくさん注文をもっている一人であるが、私の注文したいものは何人も、何処にももち合せがない様である。だから私は私の注文を取り消した方がよいと思う。注文をしないで取り消す法はない、と言われるなら一寸注文書をお目にだけかけてもよろしい。

一、各部門の指導原理を具体的にハッキリ示せ！

二、その指導原理と皇国万世不易の丕（ヒ）基、八紘一宇の理想や所謂新秩序との関係をピンと来る様に示せ！　※「丕」は大の意味、天子が国を統治するという大事業のもとい（筆者註）

三、全ての部門の指導原理をその主体たる「人間」においてピントを合わせて示せ、等々。

トテモお持ち合わせがないだろう。なければ看板を下ろして去ること。菓子屋や、タバコ屋の閉店休業はいいが、指導者店の閉店休業だけは困るのである。転業戦士時代だから先ず、それを身をもって実践することだ。それでこそ指導者と言われよう。指導者業をやめて、被指導者に転向せよ。ワルイ事は言わない。それが臣道実践と言うものである。

と言われた処でソンナ殊勝な心がけの人は、今日見渡した処で○・○○一人も見あたらない様だ。『日本敗れたり』と言う様な本を書きたい人や、千載の恥をかきたい人は沢山いる様だが、情けないことではある。だから私の注文は取消注文だというのである。然しご希望とあらばいくらでも注文書も上げるし、その実行方法を教えてもあげる……差し上げたいのが山々……だが引き受ける人がいない。」（同書86～88頁より）

このような過激な文章を世間に発表したり、またその後も相変わらず執拗に軍部との微妙な関係を保ちながら桜沢の活動は続きます。

しかし、そんな内外の危うい戦況の中で、またもや「憲兵隊事件」が彼の身に振りかかってきます。

憲兵隊事件と『悪魔の書』の出版

昨年（昭和十八年、筆者註）ある処でアッツ島問題に関した予言と一年後に来るべき情勢を語ったときには、▽（陰）性な一在郷軍人君によって憲兵隊に密告された。予言は流言とも取れば取れる。流言と違うところ、その来たるべき情勢や難関を、タヤすく打開し、禍を転じて、福となす法を語るための語であることだ。多くの人は始め半分きいただけで精神を失い前後不覚になってしまう。しかし、予言は慎むべき事で、私はこの憲兵隊事件以来、一切、時局にはふれない事にしている。

最近、いよいよ三十年来の『真生活』指導を打ち切り、病人の健康指導を打ち切り、P・U講習も打ち切り、一切未知の人々の面会を謝絶して、こもって著作生活に入ってしまって、さて世の中や世界をふり返って見ると、私は自分が悪魔である様に思われてならない。ことに『真生活の極意』(『心臓を入れ替える法』)を書き上げて見ると一層その感が深い。

『真生活の極意』はホントウニ『悪魔の書』である。ロマン・ローランやトルストイや、キリストやヒルテイなどの探し求めた真理を、私は発見し、手に入れ、これを悪魔に渡してしまったのである。それは一見したところ親鸞の行為に似ている。けれども内容は全く違う。親鸞は貪、慎、痴、煩悩を諸悪の根源としてハッキリ肯定した。そこまでは全くよく似ている。「氷多きに水多し」の如きコトバはその証明である。けれども私は、その諸悪の根源を「貪り」につづめた。それもまだ親鸞に似ているだろうか？　しかし私は更に一歩すすめその「貪」欲を神聖とし、その活動――乱費乱行――を全面的に肯定した。そしてそれを讃嘆し奨励するのである。それでもまだ親鸞に似ているであろうか？　しからば私は今一歩すすめる。

私は「食欲」を真実無双の幸福と健康への大道の案内者とした。私は「食欲」を無敵のタンク(戦車のこと、筆者註)とし、人類の奴隷とする方法を発見したのだ。このタンクは人間を一瞬間に幸福と健康の国へ運び込む「大きな乗り物」超成層圏大飛行艇である。これは即身成仏草木浄土の秘儀を念仏宗やキリスト教に溶接したことになると思う。私は悪魔であった。（ここでエピクテタスのコトバを思い出して頂きたい）

――善人たらんと欲せば、先ず自己の悪人たることを知れ（エピクテタス）

――幸福たらんと欲せば、先ず不幸のドン底を突破せよ（如一）

以上は、昭和十九年九月発行、桜沢如一著『永遠の子供』の中に「悪魔の書」（72～75頁）という見出しで収録されている一文からの引用です。

この本の中には他にも、欧州大戦の絶望的な状況の中で著したロマン・ローランの『クルランボウ』を読んでいたく感激したことや、ロマン・ローランの代弁者である主人公クルランボウが、自らの理想主義を万人に解りやすく説くことができず、そのため非戦論者、非愛国者と見なされていく様子が描かれていきます。

桜沢は、自分の運命をクルランボウに置き換えてこう記しています。

> この哀れな老人は一人で、全人、社会全体に当たっていく。全ての友は去る。そして親友は仇敵になる。攻撃は雨あられの如く降り注ぐ。妻でさえ彼を理解せずに離れていく。たった一人の

味方、娘ローズでさえただ父をいとしく思うばかりの味方であるので、その思想を理解する事はできない。ただひとりなる淋しさ、悩ましさ、苦しさ……。

しかし、戦争が深刻になり、人々の英雄気分が幻滅の悲哀に洗われてくると、第一線で傷ついて帰ってくる若い兵士たち、一人息子を失くした老人たちが、彼を見直し始める。それも彼の深遠な理想を理解してではない、ただ戦争の現実を逃避せんとしてである。

クルランボオは益々深く自分の理想を追求する。彼は遂に『文明』の仮面を引き裂き『英雄主義』の幼稚さを蹴とばし、政治の虚偽を暴き、まだよくは知らないが『宇宙の秩序』を振り廻し、『生命』の本質や『人間』、『自由』を賛美する。攻撃はそれだけにつのり、遂に大新聞は彼の著作を好き放題に改作して、彼がリッパな非国民である事を論証する。裁判所は遂に彼を流言飛語の作者兼流布者として告発する。その裁判が長々と続く。或る日、裁判所に出頭しようとして家を出たこの哀れむべき老著作家は、論敵によって路上に射殺される。しかも理想を真理まで近づけ、具体的に体験しつつあるこの老人は、その敵の姿をうすれゆく視力で見つめて、思う――（可哀想に……私は貴君の敵ではない。貴君の最も信実な友だ。敵は貴君の心の内にいるのだ……）

この本には、まるで「クルランボオ」なる名を冠した桜沢自身の人生が描かれているようで、物語を解説する桜沢の感動のペンの走りが止まりません。大変心打たれるシーンですが、次に、桜沢の敗戦直前の、終戦工作のための大胆な捨て身の行動を、戦後に書かれた「田村敏雄氏の死」と言う回想文の中から拾い上げ、紹介する事としましょう。

畏友・田村敏雄にまつわる回想

昭和十九年、暮れの二十五日真夜中に、私は単身ハルピンに着いた。深々と降る雪の中をハルピンホテルの玄関に辿りつく。大きな寒暖計が入り口にあった。零下五十度！

満員で断られる。地理は分からない。車も人もいない。二、三軒ホテルをたたいたがミナ断られる。ツイニある小さいホテルで物置に泊めてくれた。ソノ頃、内地では三〇キロ以上切符を売ってくれなかった。モチロン関釜連絡船は軍関係以外のモノは乗れなかった。ヤットすべり込んだトタンに見つかって、ツマミ出された。しかし数時間後に、その連絡船はアメリカの水雷で撃沈された。ソンナ中を私は脱出して来た。

深夜、私は田村さんに電話をかけた。当時彼は賓江省長官として国境の重要な位置にいた。数時間後、夜が明けると、私は田村さんに迎えられた。私は敗戦の真相を告げ、私の行動を打ち明けた。ソ満国境をのりこえ、モスクワに行って、日米戦争の仲裁案をソ連政府に買って出させるのが目的だった。

第一に旅券を作って貰った。田村さんは悲壮な私の目的をスグ了解して、馬二頭、防寒服装一切、食糧等を整えてくれた。ソレが二、三日かかった。或る日、会談中、警視総監が入って来て、田村氏に心配そうに小声で話をし、一通の電信を見せていた。ソレが東京から来た『桜沢如一逮捕命令』だった。後日、田村さんはソレを握りつぶしたコトを話して大笑いした。

イヨイヨ三十日に出発の用意ができた。その時、田村さんは、特務機関長ドイ将軍の了解を得ておかないと、国境を脱出したトタンに後ろから機関銃で射殺される、と言う。

ソレカラ私は物騒な特務機関に乗り込んで、ドイ将軍に会って談判を始めた。ソレは三日つづいた。

結論――『君は吉田松陰の立場、私は下田奉行の立場だから、ゼッタイニ国境脱出は許せない。君は銃殺だ。』と将軍は言った、最後の日はカレの官邸で話した。雪の庭に、血まみれの大きな猪が二匹献上されて横たわっていた。

談判は決裂した。私はニユー・ハルピンホテルに移っていた。ホテルには私の脱走を監視する兵隊が、機銃をもって立つ様になった。ホテルの社長近藤氏は「私が二十歳若かったら、私はアナタの通訳として、アナタと一緒に脱走するんだが」と言って、私に秘密の脱出口を開けてくれた。

ソレカラ私はソ連総領事館に二度手紙を書き、あるカッフェで見つけた中国人を使者として届けさせ、最後に私は直接乗り込んだ。ソ連の護衛で脱出しよう、と思ったのだ。その頃、ソ連や共産党は恐ろしい敵と見られていた。

大きなソ連総領事館は日本の特務機関がグルリと遠巻きに取り囲み、日夜監視していた。夜は探照灯で表もウラも照らされていた。私は再び戻ってくる意図はなかったので、堂々と表門を叩いた。門は中々開かなかった。

小窓が開いて、何か声が聞こえるがロシア語は分からない。私はあせって、大きな鉄の扉を強く叩きつづけた。ヤット鉄の扉が少し開いた。後ろにはドカドカと特務機関の兵隊が駆け寄って来た。私は扉のスキ間から辷り込んだ。

ソ連総領事館の門の中は広い庭だった。雪が一面に積もっていた。六尺以上の大きな熊の様なロシア人二人、本館から走り出して来た。私はフランス語で総領事に面会を強要した。押し問答十分位。二人の巨人は私を軽く抱き上げ、門の外へポーンと放り出した。タチマチ特務機関兵が駆けて来て、私を縛り上げた。

特務機関でドイ将軍は「君は無茶な男だナ。数日前から君の行動は厳重に監視している。ソ連総領事は、かかり合いになるのを恐れ、君の手紙を二本とも即日コチラに届けている人だ。私は君を反軍行動の危険人物と認め、軍で留置する」と冷たく断言した。彼の即決で私は銃殺され、ハルピンの雪の野を赤い血で染めるコトになった。

数時間後に私は田村氏の必死の抗議で、内務省からの逮捕命令の来ている犯人として、引き取られた。ソレカラ近藤社長と田村氏の協力で、私は真夜中にハルピンを脱出した。夜が明けた頃には、私はもう三〇〇キロ位離れていた。密閉した一等寝台のコンパートメントの中で、私はオートミールをすすりながら、雪一面の千里の広野を眺めつつ、新しい脱出方法を考えていた。」

（以上、一九六三年、雑誌『新しき世界へ』３３５号の３頁～５頁より転載）

その後、桜沢は自分の身の危険をもかえりみず奉天で下車、同志（会員）の鶴原氏を訪ね、即刻内地への引き揚げを進言、また大連へ廻って同志数十人を集め、異常なる戦況の悪化を告げ、同様の呼びかけをしています。しかし、ここでは数人を除いたほか殆どの人が「二十年、三十年、中には五十年（「浜の家」の主人、菊田　翁など）と心血を注いできた事業を捨てて、即日帰る決心はつかなかった」ようです。

敗戦によって外地に残された人々の実体験は、軍人、民間人を問わず聞くも語るも耳を覆いたくなるほどの過酷な惨状が、戦後、『流れる星は生きている』（藤原てい原作）などの映画や、戦争記録本によって明らかになっています。

やがて日本に帰った桜沢は、まず初めにとった行動を、次のように自らのペンで描写しています。

> 私は妙高の隠れ家に帰る前に、東京に立ちより、赤池濃氏や二、三の要人に会い、外務省の一等書記官H君に頼んで蒙家屯付近の地図や、日本軍の司令部の構成を探り、渡辺将軍が部隊長であるコトを知り、蒙古に脱出し、軍のヒコーキを盗んでモスコーに飛ぶ計画を立て、妙高に帰り、日野春PU村の同志と連絡をとった。正月十五日、集まった同志とカニ雑煮で朝からささやかな送別会を開いたトタン、警官隊に包囲され、踏み込まれ、その場から手錠をはめられ、雪の野を三里護送された。ドイ将軍の追跡の手が勝ったワケ。一日も早く脱出していればよかったのに私もノンキすぎた。

ソレカラ三か月、私は二十尺の雪の下の留置所で、日の光を見ない零下何度の独房で、日本残酷物語にある特高の拷問をうけつづけた。その頃三木清は惨殺された。三か月経ってから移された新潟署の独房では、楽しい牢名主をやった。毎夜空襲が来た。同志高木君とリマは、署が爆破されたら、私を救い出すために、毎夜、橋のタモトにかくれていた。

六月末日、急に私は解放された。佐野検事正、川口トシなどのオカゲである。一月十五日に妙高の家から警察が押収して行った数千枚の原稿や数百冊の本は全部平白泉澄博士の手で調べられ、立派な思想の持ち主である、と証明されて返されて来たので、特高でも閉口していたコトが分かった。

妙高へ帰った翌日、私は帝都防衛最高司令官に飯村中将が任命されたコトを知ると、その夜を徹して、クーデター計画を作り上げ、翌日出発した。中将を説き伏せ、軍部を奮起させ、帝都を占領し、高位高官を全部巣鴨に放り込み、新政府を宣言し、クニの宮朝融王を総理とする内閣を組織し、英米に対し、モー旧日本軍国主義政府は亡びたコトを告げ、世界平和を協力して建設しよう、と申し込む……。

ところが私の一生一代のクーデターも、ツイニ日の光を浴びるコトが出来なかった。甲府に降りて、日野春本部と連絡をし、私の身代わりに、ヤミ米二百俵買い入れ犯人として、甲府刑務所に入れられた森山シマ先生を救け出す工作をしているソノ夜、又甲府署に捕えられてしまった。

（同雑誌、6頁～7頁より）

以上、桜沢の畏友田村敏雄氏にまつわる回想と、自らの行動についての記述はまだまだ続くのですが、日本にとって驚天動地の昭和二十年八月十五日、緊迫した終戦前後の桜沢の動向については、次の桜沢の「巻2の第一章　獄中記四話、そしてもう一話『ナゼ日本は敗れたか』の項に於いて、もう一度取り上げようと思います。

閑話休題3

『私の原稿書き』

初夢物語（桜沢　三十六歳）

原著に取りかかるとき――

まず平素読み捨てた本を一切、一室に集める。そして赤、青クレヨンで沢山アンダーラインを入れたところをザッと一通り眼を通す。雑誌、新聞のキリヌキから新本、古本数十冊、時としては百冊をこえる。そしてメモを取る。それをそれから平素書き抜いて置いたノートやメモと一緒にして整理する。

そして一冊のプランを組み立てる。

ここまでが一番骨折りなのである。大抵、二日も三日もかかる。それが大抵朝の二時か、三時からなのである。それから後は、一日２００字詰め50枚から１００枚の速力で書くので、割合に楽である。50枚書くと、大抵の万年筆はインクがなくなるので、又詰め直す。一日に二回もインクを詰めかえる日が時々ある。そんな時はよほど快調なので、うれしい……。

これをなるべく、私は山奥の汚い淋しい安宿の木賃の一室で書く。室一面にメモやノートを順々に並べ広げて参謀本部で地図を大きな机上一面に広げて作戦を立てる様な調子……六畳位の室だと、時としては狭くて、壁や障子にまで貼りつける。まるで紙屑屋の大将である。書き終わった片端からメモは取り片づける。時々、畳の出た場面が広くなってゆくのを、眺めて喜ぶ。こんな時に女中でも入って来ると大変だ。隙間風がサッと吹いて、紙を吹き散らしたりする事があるから。

それでこの二、三日間は絶対に誰も入ってこないのが望ましい。お掃除は勿論しない。お食事は自分で土鍋でコツコツ、傍らの火鉢で煮て勝手にやる。人にやって貰うより、その方が返って時間の経済なのである。女中でもお神さんでも入ってくると、つい何とか彼（か）んとか話をされる。相手になる。――そこで想いが切断される。また思想の糸口を見つけ出すのに何分かかかる。

何事にも退屈するとか、疲れるとか言う事を知らない私は、二十時間位書き続けることがよくある。そしてそれを何日も続ける事がある。――もう十年も前、信夫高湯で十日十晩これをやって、宿の人達に気狂いかと思わせた事がある。大小便に行くのもなるべく辛抱する。小便を催してから、五、六時間位辛抱する事はなんでもない。（膀胱拡張かもしれない。陰性の人はみなこれ。陽性の人は犬の様に何回となく、少しずつ出す。）

『何か御用はありませんか』と、そんな時に聞かれると、言下に、

『すまないが、小便に行ってきてくれ！』と言う。

実際、頼みたいのである。こんな調子で十日も続くと、本の二冊や三冊は楽々と出来るのだが、（そうして、思い切り、心ゆく限り書いてしまいたいのだが）もう今はそんな時がなくなった。一冊、二、三日で書き上げるのが関の山である。実際、十年前、十日もかかって、五、六百枚も書き上げた時代がなつかしい。巴里（パリ）の屋根裏の室で、冬、火の気なしに、コツコツ、タイプライターを来る日も来る日も打ち続けた思い出も楽しい。」

──（中略）──

「私に金と時間があったら、私はどこか静かな山の中で、海を見下ろす様な松林の中に掘っ立て小屋式の書斎を立てる。それは兼好法師のより少し贅沢だが、六角形の十畳敷き位の大きさである。その代わり一間でよい。そこは私にとって書斎であり、台所であり、風呂場であり、寝間でもある。全体は土間。南側の窓際に三畳敷きほど板の間を作る。それが日本風の書斎であり、寝間である。その三方は障子。土間の北側の壁にノルマンジイ又はバスク風な、幅一間奥行き二尺位、高さ五尺位の炉を造りつける。そこは

煮炊きもする台所でもあるし、冬の夜を徹して書き物をする時の書斎でもある。便所はない。小便は小屋の東側に十坪位の畑を作って、その片隅にツボを埋め込んでおく。大便は鍬一本を持って出て、南フランスのクキューユ君の様に、畑へ出て適当なところその都度、穴を掘って、用を足し、後はまた元の通り土をかけておく。これが自給自足小農園……。

×

それとも何処か廃寺になっている山寺を見つけて、山口の泰雲寺の老師の様に、一畳位の机を書斎にし、その下を台所にして、鍋、釜、食器、漬物、米塩一切を入れておくのもいい……。

×

翻訳するとき

私は速記者を使う。四六版、四〇〇頁なら大抵二、三十時間位ですむから楽だ。もっとも速記者は専門家でないから、清書が出来上がってからやっかいである。手入れに一週間はかかる。無双原理研究所が出来て、沢山のコラボラトゥールと一緒に仕事をする様になっても、研究所の方はアメリカ流のモダーンなものにするとも、私の書斎だけは六角の掘立小屋にしたい……

これが私の今年の初夢の一つである。まだ外に、まだまだ面白いのを一ダースあまり見たのであるが、みな書いていると長くなって夜が明けてしまうから、ここいらで打ち切り。（越後の雪の底にて）」

（一九三九年＝昭和十四年二月、雑誌「食養」374号、33頁より）

閑話休題3

巻1・第十章　参考資料

「一つの報告」── ある病院における試験 ──（小冊子）　桜沢如一著

一九四一年（昭和十六年）七月発行　無双原理講究所

この本は小冊子ながら桜沢の活動を知る上で、大変参考になる貴重な資料本（「砂糖の話」、「全指導者階級の人々に」等もあり）。

「永遠の子供」V2　桜沢如一著

一九四四年（昭和十九年）九月発行　信濃毎日新聞社出版部

これまたPU研究者にとっては見逃せない「悪魔の書」や「クレランボー」、「ガンジイ、タゴール、レーニン」、「ヒルティの幸福と教育法」など、たくさんの読み物が収録されている。

「田村敏雄」

京都府福知山市生まれ　一八九六年～一九六三年没

苦学して後に東京帝国大学を卒業、大蔵省官僚大正十四年組の一人。同期には後に首相となる池田勇人などいたが、一九三一年の満州事変をきっかけに官僚派遣として渡満を要請され、心ならずも（五族協和政策への抵抗感を持っていた）満州国建設のため各省のトップとして働くことになる。

そんな折、田村がカレルの「人間この未知なるもの」の訳本を読んで感想文を書いたのがきっかけで桜沢と知り合い、満州に於ける桜沢のいくたの講演の手助け、また彼の過激な行動を陰で支えることになった。戦後は事ある度に桜沢の活動拠点ＭＩを訪れているが、やがて自民党「宏池会」の初代事務局長となり、池田勇人の高度経済成長政策を支える陰の立役者となった人物である。（一九六三年「新しき世界へ」誌　№３３５号参照）

あとがき

私がこうした桜沢先生のマクロビオティックの普及活動について、あらためて関心を持ち本格的にその足跡を辿ってみようと思いついたのは二〇〇四年、今から十五年程前の六十九歳の時でした。

振り返ってみれば若い時、ＰＵ（無双原理＝マクロビオティック）に触れながら、五十余年も自分勝手な人生を歩んできてしまったと言う自責の念に駆られないわけではありません。ただ、先生が説かれた人生の送り方の真意は、自分の「好きな道を楽しく歩いて行っていいんだよ、そしてそのための手段としてＰＵの原理、モノの見方をぜひ生活の中で実践して行ってはどうかね」というコトだったのだろうと、いささか自分勝手な解釈をして来てしまったのは事実でした。

しかし、よく考えてみれば十八歳の時以来、きわめて素朴な食生活を実践してきただけで、それ以来病気もせず、ある程度自分の好きな道を歩いてこられたことは、平凡な道とはいえ何より有り難い幸せな事だったと思わざるを得ません。したがってこれからの人生、自分はいかに生きるべきか、人間として自ずと見えてくるものがあろうと言うものです。

二〇〇四年の春、大阪の「正食協会」の主催で桜沢如一没後三十八年を記念して、「遺徳をしのぶ墓参会」が開催されました。思えばその会に出席したのを契機に、私の心に再び若き日の夢が蘇ったのは確かでした。

教蔵院での墓参のとき、偶然岡田定三会長ご夫妻にお会いしてから近くの妙心寺での昼食会では、会長のごあいさつの後、直弟子の佐々井譲さんと田中愛子さんが話をされ、最後に私まであいさつをさせて頂いたことはとても印象的な思い出として残っています。

その後、二〇〇八年二月、私はＭＩ時代にも毎日書いていた生活記録の一年間分を『知らなかった国よ』という手作り本にまとめ、二〇〇冊程を出版、友人知人に配布してきました。

その縁で日本ＣＩ協会々長、勝又靖彦氏の自宅での若いボランティアの人たちの集い（桜沢先生が残された書籍等の整理作業）にも呼ばれ、その後東京都目黒に完成した「桜沢如一資料室」へは毎月一回、通うようになりました。あらためて桜沢先生の実像に対面する思いが、湧いてくる瞬間の日々でした。

「『桜沢文庫』といったものを作ってみたい。もちろん、これは公的な性格を帯びるものとなるだろうから、私一人で完成されるものではない。せめて、自分には新しい世界観をひっさげて世界を飛び回るという勇ましいことはできないとしても、桜沢理論の礎とも柱ともなっているこれまでの書物を収集するという、仕事の手伝い位はできそうに思えるのである。すでにかなり集めている人もあろうかと想像されるが、それを自分なりにやってみたい。それはまた、自分自身のためになると思われるからである。

そして、桜沢先生について何か一文書くことが出来たら、それこそ私の生涯でもっとも大きな喜びの一つとなるであろう。そんな風に今、しきりと思う。この三十五歳、五月二十四日の日曜日のひそやかな願い、私の生涯の中で記念の一日となればと、祈りたいような気さえする。」

これは一九七〇年（三十五歳）の春、私がしばらく横に措いてあったペンを再びとった時の自称「阿呆の日記」の中に記した一文です。

一旦、ＭＩ生活の現場から離れたとは言え、桜沢先生から頂いた「永遠こそ表現すべきものである」や「法律とは何か」等を含む八通余りのアドバイスの手紙は、短文ながらこれまで私の身体の中に強烈なメッセージとして、大きな影響を及ぼしていたことに間違いありません。

この度、自らも『桜沢如一。一〇〇年の夢』という伝記小説まで書かれている㈲あうん社出版の社長、平野智照氏の熱い協力を得て『マクロビオティックの世界観』第一巻を上梓することができました。とりもなおさず桜沢先生から受けた天の恵みにも似た大恩に対する、一弟子からのオマージュとして捧げる恩返しの意味を込めた作品です。

これから、とくに日本においては高齢化と少子化のアンバランスな人口問題を抱え、膨張する社会福祉予算をどうするか、また国の恐ろしい程の借金財政をどうするか、各分野の学者、政治家のみならず国民全体が真剣に考えねばならない事態に直面しています。

今こそマクロビオティックの世界観の真実を学び、それをひとり一人の国民が日常生活の中に取り入れることに、大きな意味のある事を私たちは気づかねばなりません。

もとより日本の東西においてはマクロビオティックの普及活動の中で、地道な活動をされている中堅の人たちが大勢います。また世界の各地にも、その輪は広がっています。

まずはそれらの人たちの貴重な経験と力を借りて、次世代を担う若い人たちには、これらの行動をさらに継続、発展させてもらわねばなりません。

僭越ながらこの本が、そのための一助となることを著者は願っています。

斎藤　武次

二〇二〇年一月三十一日

著者紹介　斎藤　武次（さいとう・たけじ）

1935年、埼玉県生まれ。さいたま市在住。

高校３年の時、『永遠の少年』を読み、食養の世界観、無双原理の面白さに夢中となる。19歳の夏家出を決行、桜沢主宰「メゾン・イグノラムス」へ入所。食品と書籍の販売を経験した後、平和運動「世界政府」新聞の編集に携わる。

1959年、関東短大英文科（教職課程）卒業。半年間教鞭をとり、翌年自動車業界に転身。９年間新車デーラーに勤務後独立、中古車販売店を開業。

現在は永年の夢、私設「モニコド文庫」としてマクロビオティック関連本の収集と整理、執筆活動に専念。日本ＣＩ協会の「桜沢如一資料室」の設立にも参加、活動継続中。自宅での料理教室は毎月１回開催、リマ・クッキングスクール師範科修了の斎藤美千子が担当。

著書：手作り本『知らなかった国よ』を出版（2015年に文芸社の文庫本に）『愛に盲いて　―青春の日の自画像』（文芸社刊）。他、あうん社の「手のひらの宇宙BOOKｓシリーズ」５冊の共著本に執筆。

お問い合わせ：モニコド文庫　saito@monikodo.com

手のひらの宇宙ＢＯＯＫｓ®第23号

マクロビオティックの世界観 <巻1>

発行日　2020年4月8日　初版１刷

著　　　者　斎藤　武次
編集発行人　平野　智照
発　行　所　㈲あうん社
〒669-4124 丹波市春日町野上野21
TEL/FAX(0795)70−3232
URL http://ahumsha.com
Email:ahum@peace.ocn.ne.jp

製作 ● ㈱丹波新聞社
印刷・製本所 ● ㈱遊文舎

ISBN978-4-908115-21-9　C0095